W0363167

FST-Verlag

Homöopathie -
Biochemie nach Dr. Schüßler

Eine Gegenüberstellung

Reinhard Schaub

FST-Verlag • Zell am See

Die Ratschläge und Empfehlungen dieses Buches wurden von Autor und Verlag nach bestem Wissen und Gewissen erarbeitet uns sorgfältig geprüft. Dennoch kann eine Garantie nicht übernommen werden.
Eine Haftung des Autors, des Verlages oder seiner Beauftragten für Personen-, Sach- oder Vermögensschäden ist ausgeschlossen.

Bildnachweis:
Seite 9, 17, 18, 24, 28: mit freundlicher Genehmigung von Homépathe International, Monpellier
Seite 66, 67, 77, 90, 119: Foto Reinhard Schaub
Seite 69, 91: Foto Reinhard Schaub aus A. Meyer „Die Biochemie Dr. med. Schüßlers“ Oldenburg 1928
Seite 114: Kurt Hickethier: Lehrbuch der Antlitz=Diagnostik, Biochemie-Verlag zu Halle-Saale, 1926, Zweite, vermehrte Aufle: Seite 98
Seite 121 Grafik Menschenbild: Thomas Feichtinger

Printed in Austria

Programmplanung: Thomas Feichtinger
Lektorat: Jutta Martini
Umschlaggestaltung: Mountain Media - Gute Idee
Umschlagfoto: stock.xchng© - joanne veerbeek
Satz: FST-Feichtinger-Schüßler-Training GmbH
Druck und Verarbeitung: Samson Druck GmbH

ISBN: 3-9502148-0-1, 978-3-9502148-0-2

Vorwort

Dieses Buch ist für mich besonders bedeutsam, da eine fachkundige Auseinandersetzung zum Thema, was die Homöopathie und die Biochemie nach Dr. Schüßler unterscheidet, schon dringend notwendig war und ist.

Nachdem in der Nachfolge Dr. Schüßlers die Biochemischen Salze in die homöopathischen Kompendien aufgenommen wurden, hat diese Tatsache zu vielerlei Missverständnissen und unterschiedlichen Verordnungspraktiken geführt. Es gibt homöopathisch arbeitende Therapeuten in der Biochemie nach Dr. Schüßler, die relativ geringe Stückzahlen verordnen, und andere, dem Substitutionsansatz Dr. Schüßler folgend, die mit höheren Dosierungen arbeiten.

Nun fände ich es nicht richtig, die eine oder die andere Methode als einzig wahre Möglichkeit der Anwendung anzupreisen und die andere im gleichen Atemzug zu verurteilen, denn ich weiß, dass mit beiden Verordnungsprinzipien Erfolge erzielt werden können. Ich plädiere in diesem Zusammenhang für Toleranz und Neugier auf die jeweils andere Art der Therapie.

HP Reinhard Schaub hat sich in diesem Buch in die Unterschiede zwischen Homöopathie und Biochemie nach Dr. Schüßler vertieft und versucht, beide Heilweisen gegenüberzustellen, mit dem Ziel, eine Klärung in die Vielzahl von Ansichten zu bringen.

Da Reinhard Schaub Ausbildungen auf dem Gebiet der Homöopathie hat und gleichzeitig Ausbilder der Gesellschaft für Biochemie nach Dr. Schüßler und Antlitzanalyse (GBA) ist, sind seine Ausführungen über beide Heilweisen für mich spannend und kompetent zugleich. Vor allem, er lässt uns die Freiheit, am Ende selber zu entscheiden, welcher Therapieansatz für uns der jeweils ansprechende ist.

Das Leben und Wirken Hahnemanns, des Begründers der Homöopathie, wird uns ausführlich und anschaulich dargestellt.

Mit vielen Originalzitaten aus Dr. Schüßlers Schriften lässt er den Urheber der „Abgekürzten Therapie" selber zu Wort kommen und geht seinen Spuren auf der Suche nach dem Entstehen des intrazellulären Substitutionsgedankens nach. Er beschreibt alle wichtigen Strömungen und Vertreter in der Biochemie nach Dr. Schüßler und deren Verständnis für diese Therapieform und zeichnet dadurch ein interessantes Bild einer vor allem in Fachkreisen oft umstrittenen, aber im Volk fest verankerten Heilweise.

Für mich ist dieses Buch ein wichtiges Werk, weil ich mich damit besser in den verschiedenen praktizierten Therapierichtungen der Biochemie nach Dr. Schüßler zurechtfinden kann und Erklärungen, Gemeinsamkeiten und Unterschiede zwischen Homöopathie und Biochemie nach Dr. Schüßler dargestellt bekomme.

Dieses Buch empfehle ich besonders allen Menschen, denen die Biochemie nach Dr. Schüßler am Herzen liegt, es ist vor allem sehr wertvoll für Therapeuten, Ärzte und Heilpraktiker, aber auch für Apotheker und alle Berater in der Biochemie nach Dr. Schüßler.

Ich wünsche Ihnen allen eine spannende und interessante Zeit mit diesem gelungenen Buch!

Zell am See, im Juni 2006 Mag. pharm. Susana Niedan - Feichtinger

Einleitung

1 Einleitung

1.1 Wie ist Heilung möglich?

Schon immer haben mich die Themen Gesundheit, das Heilen und Vorbeugen von Krankheiten brennend interessiert. Dies betrifft sicherlich die meisten Menschen, schließlich ist unsere Gesundheit etwas existenziell Wichtiges. Die moderne Medizin mit ihren Erfolgen und Verdiensten stelle ich damit nicht in Frage! Meine Gedanken kreisten aber vor allem um folgende Fragen: Wie kann man zu seiner Gesundheit zurückfinden ohne lebenslange Abhängigkeit von Medikamenten? Wer beispielsweise hohen Blutdruck oder eine Überfunktion der Schilddrüse hat, bekommt heutzutage von der modernen Medizin Medikamente verschrieben, die er lebenslang einnehmen muss. Diese Medikamente haben auf Dauer aber auch wieder Nebenwirkungen und führen zu Folgeschäden.

Natürlich ist die Behandlung mit Arzneimitteln unvermeidlich, wenn das Gewebe so geschwächt ist, dass eine Regeneration nicht erwartet werden kann, oder wenn Organe entfernt wurden. Die Frage ist aber, wie kann dies von vorneherein verhindert oder die Zahl der Menschen, die letztlich doch Medikamente nehmen müssen, reduziert werden? Wie kann es gelingen, die Lebensvorgänge des Organismus so ins Gleichgewicht zu bringen, dass die Gesundheit wiedererlangt wird, ohne lebenslange Abhängigkeit von Medikamenten? Hierzu gibt es in der modernen Medizin keine überzeugenden Konzepte!

1.2 Die Vorzüge der Homöopathie Dr. Samuel Hahnemanns

Eine Antwort liefert die von Dr. Samuel Hahnemann vor 200 Jahren begründete Homöopathie. Immer wieder hört man von Erfolgen, die aber – wie die Vertreter der offiziellen Medizin betonen – nichts als eine Placebowirkung sein sollen. Bei vielen Menschen steht die Homöopathie nichtsdestoweniger hoch im Kurs.

1.2.1 Vermeidung von Arzneikrankheiten

Beim Studium des Organons der Heilkunde[1], dem grundlegenden Werk Dr. Hahnemanns zur Homöopathie, faszinierte mich, wie gut die Schilderungen auch noch auf unsere heutige Zeit passen. Er kritisiert – ob zu Recht oder Unrecht wird noch zu diskutieren sein – den unkritischen Gebrauch von Arzneien, die den Körper krank machen, aber auch viele Methoden, die in der heutigen Naturheilkunde gebräuchlich sind, und fordert rationale Kriterien zur Anwendung von Arzneien und medizinischen Maßnahmen. Hahnemann führte die Arzneimittelprüfung am Gesunden ein und wandte nur die Arzneien an, die ein möglichst ähnliches Symptomenbild am Gesunden wie im betreffenden Krankheitsfall erzeugten. Diese Regel nannte er „Similia similibus currentur" (übersetzt: Ähnliches kann nur durch Ähnliches geheilt werden), auch als Ähnlichkeitsregel bezeichnet. Er beklagte, dass viele Menschen durch falsch angewendete Arzneien noch kränker würden, als sie ohnehin schon seien. Es ging ihm darum, die „krankhaft verstimmte Lebenskraft" zur Wiederherstellung der Gesundheit zu beeinflussen. Dieser Begriff wirkt heute unwissenschaftlich, bedeutet aber, das Ordnungs- und Heilungsbestreben des Organismus, des ganzen Menschen, anzusprechen. Mir scheint dies die höchste Form des Heilens zu sein! Jeder Therapeut, dem es gelingt, dem Patienten zu einem verbesserten Gleichgewicht seiner Lebenskraft zu verhelfen, wirkt in diese Richtung.

1.2.2 Betrachtung des ganzen Menschen

Ein weiterer wichtiger Gesichtspunkt, der mich an Hahnemanns Ausführungen und an der Homöopathie fasziniert, ist seine Betonung der Berücksichtigung aller Befindensveränderungen, gerade auch der Veränderungen von Geist und Gemüt. Denn gerade über diese Befindensveränderungen klagen manchmal Menschen schon Jahre vor dem Ausbruch schwerer Krankheiten, ohne dass mit den Mitteln

[1] Hahnemann, Samuel „Organon der Heilkunst" (letzte und 6. Auflage), Berg am Starnberger See 1985

der modernen Medizin eine eindeutige Diagnose zu erstellen ist. Nach Hahnemann sind auch die Krankheit auslösenden oder unterhaltenden Faktoren wie anhaltender Kummer, Schockerlebnisse oder nicht verarbeiteter Zorn, also psychosomatische Aspekte, zu berücksichtigen!

1.2.3 Vermeidung der Symptomverlagerung

Während meiner Ausbildung zum Heilpraktiker und Homöopathen bearbeiteten wir einmal die Krankengeschichte eines Menschen, der „biochemisch versaut" worden war, wie sich mein Lehrer ausdrückte, da er die „homöopathisch nicht geprüften" biochemischen Mineralstoffe in hoher Dosierung erhalten habe, was angeblich zur Unterdrückung seines Krankheitsbildes geführt haben soll. Jede Maßnahme, die nicht ganzheitlich sei, könne Arzneimittelsymptome hervorbringen oder nur zu einer Scheinheilung führen, lernten wir.

Das bedeutet, dass sich zwar einige Beschwerden bessern, aber das Krankheitsgeschehen nur verlagert wird. Das kann beispielsweise bei wiederkehrenden Entzündungen der Fall sein. So können jemandem mit häufigen Mandelentzündungen die Mandeln entfernt werden und das Problem scheint gelöst. Später bekommt er dann aber zum Beispiel eine Blinddarmentzündung, die wieder operativ behandelt wird, und nach Jahren tritt Rheuma auf.

Hahnemann bringt im 1. Band seines weiteren wichtigen Werks *Die chronischen Krankheiten*[2] viele Beispiele solcher Unterdrückungen. Er unterscheidet palliative Behandlungen, die nur die Symptome etwas bessern, ohne wirklich zu heilen, von der korrekten homöopathischen Heilung. Viele seiner Beobachtungen und Schlussfolgerungen werden heute von naturheilkundlich arbeitenden Ärzten und Heilpraktikern anerkannt. Die klassische Homöopathie – so wie sie von Hahnemann begründet wurde – ist für mich ein ungemein wertvolles Heilverfahren. Ich werde noch ausführlich auf die verschiedenen Bedeutungen des Wortes Homöopathie im allgemeinen Sprachgebrauch und die verschiedenen

[2] Hahnemann, Samuel „Die chronischen Krankheiten" Bd 1 (Nachdruck der 2. Auflage 1835) Heidelberg 2001

Spielarten der Homöopathie eingehen. Wer sich darauf einlässt, sie wirklich zu erlernen – was ein jahrelanges Studium erfordert–, wird immer wieder erstaunliche Heilungen in akuten, aber auch chronischen Krankheitsverläufen erleben. Es gibt genügend Menschen, die die segensreichen Verbesserungen der Gesundheit, manchmal auch Heilung in schon fast aussichtslosen Situationen bezeugen können.

1.3 Grenzen der Homöopathie

Aber auch dieses Heilverfahren stößt an Grenzen, dann, wenn der Organismus, durch welche Faktoren auch immer, nicht mehr auf die feinen homöopathischen Reize zu reagieren vermag oder wenn einfach zu wenige Symptome vorhanden sind für die Wahl des richtigen homöopathischen Mittels. Sicherlich wird diese Grenze auch vom Können und Wissensstand des Therapeuten abhängen. Manchmal sind die Störungen anderen Heilverfahren besser zugänglich wie der traditionellen chinesischen Medizin, der Osteopathie, der Psychotherapie, Anwendungen mit Wasser oder verschiedenen Ausleitungsverfahren.

1.4 Hahnemann und Schüßler

„Schüßler, einst homöopathischer Arzt, inzwischen Begründer eines eigenen Heilsystems ... ist Anbeter der heiligen Einfachheit und wird bei denen, die gleichen Glaubens sind, zu allen Zeiten Freunde finden. Das Beherrschen von Hunderten sorgfältig durchgeprüfter Arzneien mit Aberhunderten von Symptomen ist ihm zu kompliziert, er reduziert die Arzneimittellehre auf 11 Mineralsalze, büßt aber dabei den Similegesichtspunkt ein und muß seine - im übrigen nach homöopathischer Methode hergestellten - Mittel unter Gesichtspunkten anwenden, die der zeitbedingten Forschung entstammen und dem Veralten preisgegeben sind. Dennoch ist Schüßlers Biochemie noch kräftig am Leben, besonders in Laienkreisen ... Praktisch handelt es sich um eine ‚Homöopathia involutari', ungewollte Homöopathie - und so mündet der Weg des Apostels der arzneilichen Einfachheit dort, wo er anhob. Als Gewissensschärfer in Fragen der Meisterung des Arzneimittelschatzes, als

hoher Künstler der Beschränkung zugunsten der Vertiefung bleibt Schüßlers gedrungene Gestalt am Sockel des Hahnemanndenkmals hocken, wohl der primitivsten, aber nicht der geringsten einer.“[3]

1.5 Begegnung mit der Biochemie nach Dr. Schüßler

1.5.1 Eine Homöopathie mit wenigen Arzneien?

Auch die Biochemie nach Dr. Schüßler steht hier zur Diskussion. Aufgrund meines familiären Hintergrunds – mein Großvater hatte eine biochemische Fabrikation – kam ich schon früh mit ihr in Berührung. Sie erschien mir aber eher als Homöopathie mit wenigen Mitteln, denn alle ihre Mittel werden auch in der Homöopathie verwendet. Hin und wieder begegnete ich Menschen, die über die Biochemie wieder gesund geworden zu sein behaupteten, wie beispielsweise ein Kollege, mit dem ich zusammen in einer Heilpraktikerschule arbeitete. Er behauptete, seine Wirbelsäule sei so stark geschädigt gewesen, dass er nicht mehr längere Zeit stehen oder sitzen konnte, ohne furchtbare Schmerzen zu bekommen. Durch die Anwendung der Mineralsalze nach Dr. Schüßler, auch äußerlich als Salben bzw. in Bädern, habe sich dieser Zustand sehr gebessert. Er konnte nun wieder beruflich aktiv sein. In der Schule unterrichtete er stehend fünf bis sechs Stunden.

Ab und zu empfahl ich selbst biochemische Mineralstoffkombinationen in niedrigen Dosierungen, wenn die homöopathische Behandlung nicht so erfolgreich war. Teilweise trat mit der Biochemie eine Besserung ein.

1.5.2 Wie wirkt die Biochemie nach Dr. Schüßler?

Ich studierte besonders die Bücher von Kurt Hickethier[4], hatte aber Probleme mit den von ihm vorgeschlagenen Dosierungen, die so völlig von den Empfehlungen der Homöopathie abweichen.

[3] Fritsche, Herbert „Samuel Hahnemann - Idee und Wirklichkeit der Homöopathie“, Göttingen 1979 S. 335ff
[4] Hickethier, Kurt, Dr. hc, „Lehrbuch der Biochemie“, Kemmenau 1998; „Sonnerschau – Lehrbuch der Antlitzdiagnostik“, Kemmenau 1988

Vor einigen Jahren lernte ich Thomas Feichtinger in einem Seminar kennen, das er für meine Heilpraktikerschule abhielt. Er war über Kurt Hickethier auf die Biochemie gestoßen und hatte selbst durch ihre Anwendung eine entscheidende Besserung eines von der Schulmedizin nicht befriedigend behandelbaren Krankheitsbildes erfahren. Feichtinger betrieb die Biochemie konsequent als Substitutionstherapie der Zelle, was ihn aufgrund seiner jahrelangen Erfahrungen dazu führte – wie übrigens auch Hickethier –, höhere Dosierungen der Funktionsmittel zu empfehlen als bisher allgemein üblich. Dies erstaunte mich sehr. Sein Umgang mit den homöopathisch aufbereiteten Mineralstoffen fand ich einerseits faszinierend, andererseits – was die von Hahnemann niedergelegten Kriterien anbelangt – verantwortungslos!

1.5.3 Homöopathie und Biochemie als Erfahrungsheilkunde

Ich bin aber der Auffassung, dass in der Medizin praktische Erfahrungen Vorrang vor der Theorie haben sollten. Dies ist übrigens ganz im Sinne Hahnemanns. Die Erfahrungen gaben in diesem Fall Thomas Feichtinger Recht. Die meisten der von ihm Beratenen fühlten sich nach der Einnahme der Mineralstoffe, trotz anfänglicher heftiger Reaktionen, sehr wohl und berichteten von einer gesundheitlichen Besserung und Stabilisierung. Später traf ich immer wieder Menschen, die durch Ausprobieren erkannt hatten, dass ihnen erst höhere Dosierungen wirklich halfen, ohne dass sie unbedingt eine theoretische Begründung dafür angeben konnten. Ich werde auch darauf noch einmal zurückkommen. Am meisten hat mich der Fall einer Frau mit einer Vergrößerung der Schilddrüse (Struma) beeindruckt. Die Schilddrüsenvergrößerung bildete sich innerhalb von etwa zwei Jahren, in denen die Frau regelmäßig die Mineralstoffe nach Dr. Schüßler einnahm, vollständig zurück.

1.5.4 Die Biochemie nach Dr. Schüßler ist keine Homöopathie!

Auf Seminaren und durch eigene Ausübung der Biochemie machte ich weitere Erfahrungen in dieser Richtung. Es wurde für mich immer klarer, dass die Biochemie nach Dr. Schüßler anders wirkt als die Homöopathie und dass Dr. Schüßler – obwohl oder gerade weil er als homöopathischer Arzt begonnen hatte – ein neues Heilverfahren begründet hatte. Er betrieb keine „Homöopathia involuntari" (Fritsche) oder homöopathische Mineralsalztherapie. Das scheint seinen Nachfolgern bis in die heutige Zeit zum Teil noch nicht klar geworden zu sein, wie einige Publikationen zeigen.[5]

„Darum ist nicht verwunderlich, dass mit fortschreitender ‚Homöopathisierung' die Erfolgsquoten zurückgingen und schließlich denen anderer biologischer Heilmethoden weit nachstanden."[6] Im Interesse eines verbesserten Verständnisses der Homöopathie und der Biochemie und letztendlich zum Wohle ihrer Anwender soll im Folgenden dieser Standpunkt erläutert werden! Dabei geht es darum zu zeigen, dass die Biochemie nach Dr. Schüßler nicht zu Arzneimittelsymptomen im Sinne der Homöopathie oder zur Unterdrückung bzw. Verschleierung des jeweiligen Beschwerdebildes führt. Auch wird zu zeigen sein, wie beide Heilweisen zusammenwirken können und wann nicht!

Es wird auch darum gehen, sich grundsätzlich um die Gesetzmäßigkeiten von Heilvorgängen Gedanken zu machen, um diese Fragen besser beurteilen zu können.

Zuvor aber sollen die Homöopathie und die Biochemie nach Dr. Schüßler genauer betrachtet werden, um noch besser zu verstehen, was ihre Begründer Hahnemann und Schüßler wirklich wollten, in welcher historischen Situation sie ihre Heilmethoden entwickelten und wie ihr Impuls später weiterwirkte.

[5] vgl. Helmke Hausen, Monika, „Lebensquell Schüßlersalze – Die 12 bewährten Selbstheilungsmittel", Freiburg 1999

[6] Broy, Joachim, „Die Biochemie nach Dr. Schüßler", München 1993 S. 49

Was ist Homöopathie

2 Was ist Homöopathie?

2.1 Homöopathie im allgemeinen Sprachgebrauch

Die Verwirrung um die Homöopathie und Biochemie hängt auch mit dem unklaren Sprachgebrauch des Wortes Homöopathie zusammen. Wenn heute Menschen berichten, sie seien in „homöopathischer“ Behandlung, dann können damit ganz unterschiedliche Methoden gemeint sein. Es kann sich dabei zum Beispiel ganz allgemein um die Behandlung bei einem Heilpraktiker handeln – manchmal werden Heilpraktiker auch als „Homöopathen“ bezeichnet –, um die Behandlung bei einem homöopathisch ausgebildeten Arzt, einem Heilpraktiker, der homöopathisch arbeitet, oder auch um einen Behandler, der die Homöopathie nach ganz anderen Kriterien ausübt. Vielfach wird unter Homöopathie „Naturheilkunde“ verstanden oder man setzt sie mit „Erfahrungsheilkunde“ oder „alternativer Heilweise“ gleich.
Die Homöopathie wird oft auch als eine Heilkunst bezeichnet, die mit stark verdünnten Dosierungen von Heilmitteln arbeitet, im Gegensatz zur Allopathie, der schulmedizinischen Heilweise. Im Allgemeinen heißt es dann, homöopathische Mittel seien bestenfalls harmlos, wenn nicht sogar wirkungslos, so dass eine Überdosierung keine schädlichen Auswirkungen haben könne.
Selbstverständlich ist für viele Menschen die Biochemie nach Dr. Schüßler auch Homöopathie. Viele Ärzte oder Heilpraktiker bieten ja auch „Homöopathie“ und „Biochemie nach Dr. Schüßler“ an.

2.2 Definition der Homöopathie

Das Wörterbuch *Pschyrembel Naturheilkunde und alternativer Heilverfahren* gibt folgende Definition zur Homöopathie[7]:

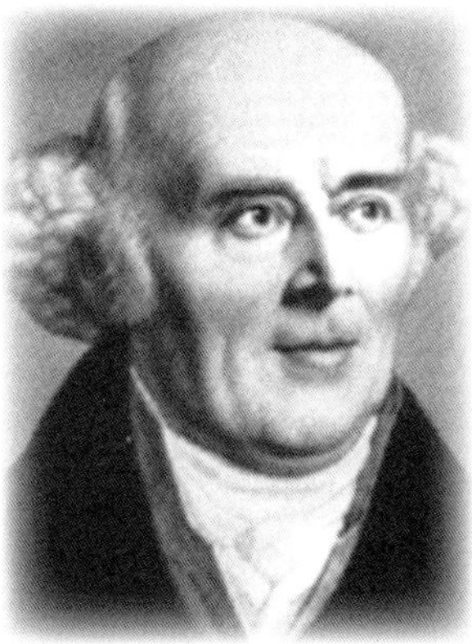

Dr. Samuel Hahnemann

„... durch Samuel Hahnemann (1755 - 1843) begründetes medikamentöses Therapieprinzip, das Krankheitserscheinungen nicht durch exogene Zufuhr direkt gegen die Symptome gerichteter Substanzen behandelt (sog. Allopathie), sondern bei dem (meist in niedriger Dosierung) Substanzen eingesetzt werden, die in hoher Dosis den Krankheitserscheinungen ähnliche Symptome verursachen (zum Beispiel Thallium in niedrigster Dosierung zur Behandlung der Allopezie); dieses so genannte Ähnlichkeitsprinzip (Similia similibus currentur) wird in der klassischen Homöopathie ergänzt durch ein komplexes System von Zuschreibungen (Miasmenlehre) sowohl im Hinblick auf die Patienteneigenschaften (Konstitutionstypen) als auch auf die eingesetzten Arzneimittel (Pflanze, Tier, Mineral), das bei der individuellen Verordnung berücksichtigt wird. Meist wird neben der Heilung akuter und chronischer Erkrankungen eine Stärkung der Konstitution angestrebt."

Merkmale der Homöopathie sind also nach dieser Definition das Verabreichen stark verdünnter Arzneien nach der Ähnlichkeitsregel. Die Symptome, die diese Substanzen verursachen, wurden über eine Arzneimittelprüfung am Gesunden gefunden. Es bleibt aber noch zu klären, welche Richtungen der Homöopathie es neben der klassischen Form noch gibt und in welcher Beziehung diese zur Biochemie nach Dr. Schüßler stehen.

Im Übrigen ist es nicht angebracht – wie in vorliegender Definition – die homöopathischen Arzneien nur als verdünnt zu bezeichnen. Der Prozess

[7] Pschyrembel Wörterbuch Naturheilkunde und alternative Heilverfahren, Berlin, New York 1996, S.130 f

der fortschreitenden Verdünnung wird eher als Potenzierung oder Dynamisierung verstanden. Auch das wird noch eingehender erörtert werden.

2.3 Homöopathie und Naturheilkunde

Homöopathie ist keine Naturheilkunde, denn dieser geht es um die *„Behandlung und Vorbeugung von Krankheiten unter Einsatz von der natürlichen Umwelt entnommenen und naturbelassenen Heilmitteln: physikalische Reize (Licht, Luft, Wärme/Kälte, Bewegung/Ruhe; vgl. Physiotherapie), alimentäre Faktoren (vgl. Ernährungsstherapie), pflanzliche u.a. natürliche Arzneistoffe (vgl. Phytotherapie) sowie psychosoziale Einflussfaktoren (Gespräche, Beratung in Fragen der Lebensführung; vgl. Ordnungstherapie)"*.[8]

Ganz offensichtlich kann man die Biochemie nach Dr. Schüßler gemäß dieser Definition auch nicht der Naturheilkunde zurechnen.

2.3.1 Alternative Heilverfahren

Homöopathie, Naturheilkunde und Biochemie nach Dr. Schüßler werden den alternativen Heilverfahren zugerechnet, einer Sammelbezeichnung *„für Therapieformen, die alternativ zu Methoden in der Schulmedizin als naturwissenschaftlich nur teilweise anerkannte Behandlungsmethoden gelten."*[9]

2.3.2 Biochemie nach Dr. Schüßler

Die Biochemie nach Dr. Schüßler wird definiert als *„therapeutischer Einsatz von erdalkalischen Salzen (sog. Funktionsmittel), basierend auf Schüßlers Untersuchungen der Asche Verstorbener, die (je nach vorliegender Krankheit) ein Fehlen oder eine von der Norm abweichende*

[8] a. a.O. S. 206
[9] a. a.O. S. 124

Zusammensetzung bestimmter Mineralien aufwies, u. seiner Auffassung von Krankheit als ‚Fehlens von Lebenssalzen'. Schüßler kannte bereits drei Stufen von Entzündungsvorgängen (sie entsprechen heute dem sog. serösen, fibrinösen und harten Entzündungszustand) u. verabreichte entsprechend den Symptomenbildern die aus seiner Sicht geeigneten Salze. Meist wurden mehrere Mittel i.S. einer Komplexhomöopathie eingesetzt."[10]

Dr. Schüßlers Heilverfahren wird auch nach dieser Definition sehr in die Nachbarschaft zur Homöopathie gerückt, was meiner Auffassung nach ihr Wesen nicht trifft. Gehen wir also – wie schon angekündigt – nun zu den Ursprüngen beider Heilverfahren zurück und studieren wir ihre jeweilige Entwicklung, um danach die Frage nach ihrer Beziehung erneut zu stellen.

[10] a. a.O. S. 36f

Die Homöopathie Dr. Samuel Hahnemanns

3 Die Homöopathie Dr. Samuel Hahnemanns

3.1 Die Medizin zur Zeit Hahnemanns[11]

3.1.1 Humoralpathologie

Von der Antike bis ins 19. Jahrhundert hinein war die Humoralpathologie das führende medizinische Modell, das das Denken der Ärzte – allerdings in sehr einseitiger und entstellter Weise – bestimmte und das für die Naturheilkunde teilweise noch heute bedeutsam ist.

„... den postulierten Körpersäften schwarze Galle, Schleim, Blut u. gelbe Galle (sog. Viersäftelehre) sind die Elemente Erde, Wasser, Luft und Feuer zugeordnet; Ableitung aller Krankheiten aus fehlerhafter Zusammensetzung des Bluts und der Körpersäfte (Dyskrasie) sowie Anhäufung von Schadstoffen (Materia peccans), die ausgeglichen bzw. zur Ausscheidung gebracht werden müssen.“[12]

Auch Hahnemann stand in seinen frühen Schriften auf dem Standpunkt der Humoralpathologie und erwähnte beispielweise in seiner *Anleitung alte Schäden ... zu heilen* von 1784 die „bösen Säfte“. Er stand aber immer schon den drastischen Ausleitungsmaßnahmen, die damals üblich waren, skeptisch gegenüber.

3.1.2 Iatrophysiker und Iatrochemiker

Tischner bemerkt, dass das Aufblühen der Naturwissenschaften im 16. Jahrhundert auch einen starken Einfluss auf die Heilkunde der Zeit Hahnemanns hatte. In dieser Zeit habe es zwei bedeutende Schulen, die Iatrophysiker und die Iatrochemiker, gegeben.

Die Iatrophysiker wollten alle Erscheinungen des Lebens auf physikalische Vorgänge zurückführen, wobei sie insbesondere an die größte Entdeckung der damaligen Zeit durch den Engländer William Harvey anknüpften,

[11] vgl. Tischner, Rudolf Geschichte der Homöopathie, Wien 1998 S. 101 - 112
[12] Pschyrembel a.a.O. S. 132

den Blutkreislauf. Etwa um das Jahr 1700 setzten durch die Ärzte Stahl, Hoffmann und Boerhaave Bestrebungen ein, die Einseitigkeiten dieses Systems abzumildern.

3.1.3 Vitalismus – Georg Ernst Stahl (1660 – 1734)

Georg Ernst Stahl, geboren 1660 in Ansbach, war lange Zeit Professor in Halle und starb 1734 in Berlin. Stahl begründete den Animismus, der der Seele die wichtigste Rolle beim Krankheitsgeschehen gab, und war damit indirekt auch ein großer Erneuerer des Vitalismus, einer in der Entwicklung der Medizin immer wieder bedeutsamen Theorie.

„Vitalismus [zu lateinisch vita >Leben<] der, die philosophische Lehre, dass die Lebensvorgänge anderen Gesetzmäßigkeiten folgen als die kausal-mechanisch ablaufenden leblosen Naturvorgänge und dass für sie ein eigenes, immaterielles, zweck-ursächliches Prinzip angenommen werden müsse (lateinisch vis vitalis, >Lebenskraft<), das sich dem wissenschaftlichen Nachweis entziehe; Gegensatz: Mechanismus. – Der Vitalismus wurde schon in der Antike vertreten (Aristoteles) und lebte im 17. und 18. Jahrhundert in Gegnerschaft zum kartesianischen Rationalismus wieder auf (J. B. van Helmont, C. Wolff). Der Neovitalismus (19./20. Jahrhundert; E. von Hartmann, H. Driesch, J. Reinke, J. J. von Uexküll) hob die Zweckhaftigkeit des Organischen gegenüber dem Anorganischen hervor und ging dabei von der Wirkung einer Entelechie aus, der Psychovitalismus (E. Becher) von einem überindividuellen psychischen Prinzip“.[13]

Nach Stahl beherrscht die bewusste vernünftige Seele den Körper, dessen Funktionsabläufe ihr vollständig untergeordnet sind und von ihr geleitet werden. Auch Krankheiten hängen nach Stahl vollständig von der Seele ab. Für ihn sind Krankheitserscheinungen nichts anderes als die von der Seele geleiteten Heilbestrebungen. Für Stahl eröffnet die Seele durch ihre Mängel den Krankheiten nicht nur den Zugang, sondern hält auch durch irgendeine Kraft ihr ungehindertes Fortschreiten auf. Die Seele hält den Körper durch Anregung und Regelung der Bewegungen gesund.

[13] Der Brockhaus: in 15 Bänden. Permanent aktualisierte Online-Auflage.Leipzig, Mannheim 2002, 2003 2004: ‚Vitalismus'

Hauptkrankheitsursache ist nach Stahl die Vollblütigkeit (Plethora). Dementsprechend verwendete er den Aderlass sehr häufig.

3.1.4 Friedrich Hoffmann (1660 – 1772)

Ein Zeitgenosse und Opponent Stahls war Friedrich Hoffmann. Er stellte ein mechanistisches System auf, das er mit einigen Leibnitz'schen Gedanken verband. Für ihn ist der eigentliche Träger des Lebens der im ganzen Weltall verbreitete Äther, im Körper der Nervenäther. Das Leben besteht im Kreislauf des Blutes und die Hauptfähigkeit des menschlichen Körpers ist der „Tonus", die Fähigkeit, sich zusammenzuziehen und zu erschlaffen. Dementsprechend sind Krampf und Erschlaffung die wichtigsten Begriffe in seiner Krankheitslehre, aber auch die Vollblütigkeit, die bei ihm in der Bedeutung allerdings etwas zurücktritt.

Er war wohl ein sehr guter Arzt, weniger ein überzeugender Theoretiker. Bei seinen Behandlungen legte er großen Wert auf den Magen-Darm-Trakt und behandelte viel mit „Ausleerungen", heute würde man sagen: mit Abführmitteln. Wichtig war ihm allerdings, dass seine Maßnahmen die Kranken nicht schwächten. Hoffmann übte großen Einfluss auf die damaligen Ärzte aus, vor allem über die von ihm veröffentlichten Krankengeschichten.

3.1.5 Hermann Boerhaave (1668 – 1738)

Der dritte bedeutende Arzt dieser Zeit war Hermann Boerhaave aus Leyden. Er war zur damaligen Zeit einer der großen Lehrer und Universitätsprofessoren. Seine Theorie baute auf den damals neuen anatomischen Untersuchungen der Anatomen Leuwenhoek und Ruysch auf; daher vertrat auch er eine mechanistische Theorie. Entzündungen führte er zum Beispiel darauf zurück, dass übermäßig vermehrte rote Blutkörperchen die Gefäße verstopften. Diese angeblichen Verstopfungen spielten in der Medizin des 18. Jahrhunderts eine große Rolle. Daneben sprach Boerhaave auch von „Schärfen", worunter er sich eine veränderte Beschaffenheit des Blutes und der Gewebe vorstellte, die eine abnorme

Gestalt bekommen hätten. Hier klingt wieder die Humoralpathologie an. Allmählich wurde allerdings der Begriff Schärfe mehr chemisch aufgefasst. Man unterschied eine ganze Anzahl von Schärfen wie saure, alkalische, salzige und ölige. Dies war allerdings ein nur wenig auf Erfahrung beruhendes System, wie auch Zeitgenossen bemerkten.

3.1.6 Johann Kämpf (1726 – 1787)

Weitere Ärzte dieser Zeit waren L. P. Kämpf und sein Sohn Johann. Sie führten die meisten Krankheiten auf Stockungen und Verstopfungen der Blut- und Lymphgefäße im Unterleib zurück und meinten, sie mit Klistieren behandeln zu müssen.

Die Entdeckung des Sauerstoffs führte zum System der antiphlogistischen Medizin, in dem sowohl der Überfluss als auch der Mangel von Sauerstoff Krankheiten erzeugen konnte. In ähnlicher Weise wurde auch die in Theorie und Praxis entdeckte Galvanische Elektrizität an Bedeutung überschätzt.

3.1.7 Franz Anton Mesmer (1734 – 1815)

Der von Mesmer entdeckte tierische Magnetismus, auch als Heilmagnetismus bezeichnet, sorgte nach 1775 unter den Ärzten für sehr viel Bewegung. Hahnemann bezieht sich in seinem *Organon der Heilkunst* ausdrücklich darauf.

Heilmagnetismus ist *„ein Verfahren, bei dem ein Heilmagnetiseur, der über magnetische Kräfte verfügen soll, durch Handauflegen oder durch Bestreichen der Haut mit Magneten oder den Händen eine therapeutische Wirkung ausübt … Von Reichenbach wurde eine ‚odisch-magnetische Kraft' beschrieben und der Fundamentalsatz ‚alles strahlt' formuliert; diese das ganze Universum durchdringende Kraft, das Od bzw. das Lebensfluidum, wurde später auch als Lebensaura … bezeichnet.“*[14]

[14] Pschyrembel a.a.O. S. 123

3.1.8 John Brown (1735 – 1788)

Ein weiteres System dieser Zeit geht auf den Schotten John Brown zurück. Seine erste Schrift *Elementa medicinae* erschien 1780 und ab 1790 verbreiteten sich seine Gedanken auch in Deutschland.

Browns System fußte auf den Forschungen des berühmten Arztes und Dichters Albrecht von Haller. Dieser hatte als Erster ausgedehnte Versuche über die – wie er meinte – Grundeigenschaft des Lebens angestellt und kam dabei zu dem Ergebnis, nur der Muskel sei reizbar (irritabel), während der Nerv empfindlich (sensibel) sei. Damit wurde der Begriff der Reizbarkeit nur auf die Gewebe beschränkt, die sich durch Reize zusammenzogen. Diese Einteilung gestattete die Phänomene des menschlichen Körpers zu ordnen und fand daher großen Anklang, und auch Brown baute auf ihr auf.

Der Reiz wurde zur Grundlage des Lebens gemacht. Eine mittlere Reizmenge bewirke die Gesundheit, während eine stärkere Reizmenge die „Sthenischen Krankheiten" erzeuge und eine zu schwache Reizmenge die „asthenischen". Brown wollte alles kausal erklären und leugnete daher auch die Naturheilkraft. Eine genauere Diagnose hielt er für unnötig, es reiche die Feststellung, ob es sich um eine sthenische oder asthenische Krankheit handele. Asthenische Erkrankungen sollten mit Stärkungsmitteln (Fleischbrühe, Wein, Kampfer, Opium) behandelt werden, sthenische Krankheiten erforderten Schwächungsmittel (Aderlass, Blutegel, Hungern, Abführ- und Brechmittel). Die Einteilung mutet oft etwas gewaltsam an.

3.1.9 Schelling und die Naturphilosophie

Die Erregungstheorie wurde später abgelöst von der naturphilosophischen Schule, die vom Philosophen des Deutschen Idealismus, Friedrich Wilhelm Joseph von Schelling (1775 – 1854), ausging. Dieser wollte nicht *„auf nüchterner Beobachtung und darauf aufbauenden nüchternen Denken fußend Naturwissenschaft betreiben …, sondern es unternahm, mit reinem Denken die Natur zu konstruieren"*.[15]

[15] Tischner a.a.O. S. 112

3.1.10 François Joseph Victor Broussais (1772 – 1838)

Zur gleichen Zeit machte in Frankreich Broussais von sich reden, der alle Erkrankungen auf Entzündungen im Magen und in den Gedärmen zurückführte, die er mit entzündungswidrigen Mitteln zu bekämpfen empfahl. Eine besondere Bedeutung hatten für ihn Blutegel, die er seinen Kranken gleich mehrfach ansetzte. Man nannte seine medizinische Richtung auch spöttisch „Vampirismus".

3.2 Biografie von Samuel Hahnemann

3.2.1 Elternhaus und Jugend, Ausbildung zum Arzt (1755 – 1789)

Christian Friedrich Samuel Hahnemann wurde am 10. April 1755 als Sohn des Porzellanmalers Christian Gottfried Hahnemann und dessen zweiter Frau Johanna Christiane in Meißen (Kurfürstentum Sachsen) geboren. Die wirtschaftlichen Verhältnisse im Hause seiner Eltern waren so beengt, dass der Vater seinen Sohn frühzeitig von der Schule nehmen wollte, um ihn einem praktischen Beruf zuzuführen. Hahnemann konnte die Schule nur weiter besuchen, weil er im Hause des Magisters Müller kleine häusliche Dienste übernahm und dafür freie Kost und Wohnung sowie freien Schulbesuch auf der berühmten Fürstenschule St. Afra in Meißen erhielt. 1775 ging der 20-Jährige an die Leipziger Hochschule, mit dem letzten Geld aus dem Elternhaus, das er je erhalten sollte. Sein Studium musste er sich durch Sprachstunden für Ausländer und Übersetzungen medizinischer Werke verdienen. Allerdings hatte er den Vorlesungsbesuch frei, was der Arzt Körner, sein Gönner, für ihn erreicht hatte. Die Ausbildung der Ärzte lag zur damaligen Zeit sehr im Argen. Es gab nur theoretische Vorlesungen. Hahnemann bildete sich durch fleißiges Lesen der zeitgenössischen medizinischen Literatur weiter.

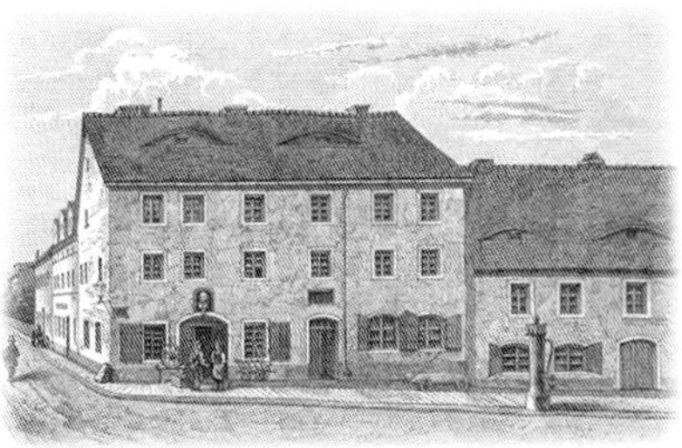

Hahnemanns Geburtshaus in Meißen

Da es damals in Leipzig wie an vielen deutschen Universitäten keinen praktischen heilkundlichen Unterricht gab, ging Hahnemann Anfang 1777 nach Wien, der damals bedeutendsten medizinischen Lehrstätte im Deutschen Reich, wo er den Leibarzt der Kaiserin, Joseph von Quarin, dem er auch später noch dankbar zugetan blieb, kennen lernte. Ihn durfte er auch auf Hausbesuchen begleiten. Aus finanziellen Gründen musste Hahnemann Wien bald wieder verlassen und reiste nach Hermannstadt in Siebenbürgen, wo er kurze Zeit als Arzt praktizierte und auch Freimaurer wurde. Schon 1779 verließ er Hermannstadt wieder, wandte sich nach Erlangen und bestand hier am 10. August 1779 sein Doktorexamen.

3.2.2 Zeit des Wanderlebens (1789 – 1805)

Die nächsten Jahre hielt er sich an verschiedenen Orten auf: Hettstedt, Dessau – hier lernte er seine erste Frau, Henriette Küchler, kennen und heiratet sie –, Gommern, Dresden, Stötteritz bei Leipzig, Gotha, Molschleben, Wolfenbüttel, Königslutter, Pyrmont, Braunschweig und Hamburg. Diese Zeit war finanziell sehr schwierig, da er seine wachsende Familie versorgen musste. Das Ausüben einer normalen ärztlichen Tätigkeit konnte er nicht verantworten, da er glaubte, damit seinen Patienten eher zu schaden als ihnen wirklich zu helfen.

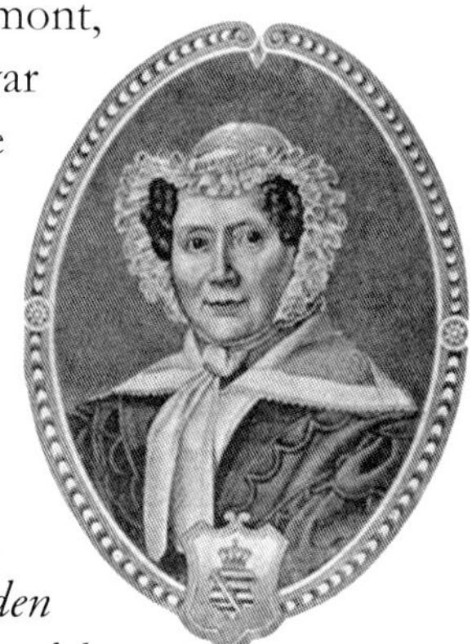

„Ich mühte mir ein empfindliches Gewissen daraus, unbekannte Krankheitszustände bei meinen leidenden Brüdern mit diesen unbekannten Arzneien zu behandeln, die als kräftige Substanzen, wenn sie nicht genau passen, (und wie konnte sie der Arzt anpassen, da ihre eigentlichen speziellen Wirkungen noch nicht erörtert waren?) leicht das Leben in Tod verwandeln ... Auf diese Weise ein Mörder oder Verschlimmerer des Lebens meiner Menschenbrüder zu werden, war mir der fürchterlichste Gedanke, so fürchterlich und ruhestörend für mich, daß ich in den ersten Jahren meines Ehestandes die Praxis ganz aufgab und fast keinen Menschen mehr ärztlich behandelte, um ihm nicht noch mehr

zu schaden und bloß –wie Sie wissen –mich mit Chemie und Schriftstellerei beschäftigte." (bei Stapf, 1, S. 79).[16]

Tischner meint dazu, diese Stelle sei sicher nicht ganz wörtlich zu nehmen, denn auf der nächsten Seite gebe er an, acht Jahre Praxis ausgeübt zu haben. Spätestens ab 1788 sei Hahnemann aber aufs Land gezogen und habe sich, wie seine Arbeiten zeigen, ausschließlich mit Chemie und Übersetzungen medizinischer Werke befasst.

„*Diese Stelle gewährt uns Einblick in sein Seelen- und Gemütsleben; wir lernen seine Feinfühligkeit und Gewissenhaftigkeit kennen, die ihm befahlen, nach dem von ihm für richtig Gehaltenen nun auch zu handeln, und die Praxis unter diesen Bedingungen aufzugeben. Infolgedessen hat er jahrelang unter recht dürftigen Verhältnissen gelebt und, wegen seiner neuen Lehre vielfach angegriffen, oft den Ort wechseln müssen, was zumal bei seiner großen Familie unter den damaligen Verhältnissen gewiß eine weitere schwere Lebenslast war.*"[17]

Es wird berichtet, dass Hahnemann ein aufreibendes Arbeitspensum bewältigte. Er war sehr an Beobachtungen und praktischen Erfahrungen interessiert. Zum Beispiel schrieb er eine Arbeit über die Arsenvergiftung und sprach sich gegen den freien Verkauf dieses Giftes in den Apotheken aus. Er forderte den Bau von Krankenhäusern sowie die Desinfektion von Wohnungen und Geräten.

„*Alle diese Ideen gelten noch heute. Damals waren sie ganz ungewöhnlich. Später berührte er in seinem Organon sogar das erst heute hochaktuelle Problem der Umweltschäden, in dem er mit klaren Worten auf die Verunreinigung von Luft, Wasser und Nahrungsmitteln hinwies. Es ist ein Unrecht, wenn dies nicht nach Gebühr gewürdigt wird.*"[18]

Hahnemann übersetzte französische, englische und italienische Werke und in den Jahren von 1793 bis 1799 verfasste er ein mehrbändiges Apothekerlexikon, das lange Zeit maßgebend war. Auch auf dem Gebiet

[16] Tischner a.a.O. S. 132f
[17] Tischner a.a.O. S. 133
[18] Ritter, Hans „Samuel Hahnemann - Sein Leben und Werk in neuer Sicht", Heidelberg 1974 S. 28

der damals noch völlig unentwickelten Psychiatrie betätigte er sich, indem er versuchte, in Georgenthal bei Gotha eine „Irrenanstalt für die besseren Stände“ einzurichten. Er hatte aber nur einen Patienten, den Kanzleirat Klockenbring, der wohl an schweren Depressionen litt. Durch seine menschliche Betreuung gelang es ihm, Klockenbring wieder soweit herzustellen, dass dieser noch zwei Jahre ein halbwegs normales Leben führen konnte, bis er dann – anscheinend in völliger Demenz – verstarb.

„Man kann sich nicht vorstellen, in welchem Zustand sich die Irrenhäuser damals befanden. Wie es darin zuging, erfahren wir aus Kräpelins Schrift: ‚Hundert Jahre Psychiatrie', die 1918 erschien. … In seiner 1796 veröffentlichten Arbeit ‚Striche zur Schilderung Klockenbrings während seines Trübsinns' beschreibt Hahnemann, wie er in absolut moderner, humaner Weise mit diesem depressiven Irren fertig wurde, der ihm noch die Striemen zeigte, die er seinen vorigen Wärtern verdankte.“[19]

3.2.3 Entstehung der Homöopathie

1796 gilt als das Geburtsjahr der Homöopathie. Hahnemann veröffentlichte in Hufelands *Journal der praktischen Heilkunde* seinen Aufsatz *Versuche über ein neues Prinzip zur Auffindung der Heilkräfte der Arzneisubstanzen mit einigen Blicken auf die bisherigen.* Hier sprach Hahnemann zum ersten Mal sein „Similia similibus currentur“ aus. Angeregt wurde er dazu durch die Übersetzung von Cullens *Materia medica.*

Cullen führte die Wirkung der Chinarinde auf die durch sie bewirkte Stärkung des Magens zurück. Da Hahnemann diese Erklärung nicht befriedigte, wollte er sie am eigenen Körper überprüfen. Nach Einnahme einer „ordentlichen Dosis“ bemerkte er an sich Symptome, die dem Wechselfieber (eine Form der Malaria, die es damals auch in Europa noch gab) ähnelten. Er glaubte, schon früher beobachtet zu haben, dass eine akute Krankheit, die auf eine chronische stößt, diese zu heilen vermag, wenn sie ihr ähnlich und stärker sei. Die Heilwirkung der Chinarinde

[19] Ritter a.a.O. S. 32

bei Malaria führte er auf die von dieser verursachten, der Malaria sehr ähnlichen Arzneikrankheit zurück.[20]

Hahnemann musste es nun darum gehen, möglichst viele Arzneien am gesunden Menschen zu prüfen, um passende Mittel für die vielen Krankheiten zu finden. *„Wegen dieser unermüdlich durchgeführten Versuche darf man Hahnemann mit Recht als einen der ersten Experimentatoren der Medizin betrachten"*.[21]

1805 ließ sich Hahnemann mit seiner Familie in Torgau nieder. Es ging ihm nun materiell besser, er konnte ein eigenes Haus mit Garten erwerben.

Eine wichtiges Werk in der Entwicklung seiner Lehre und Vorläufer zu seinem *Organon* ist die 1805 erschienene Arbeit *Heilkunde der Erfahrung.* Hier legte er seine Grundgedanken zum medizinischen Heilen dar: *„Auf dieselbe Weise wie seine Natur wirke, wollte der Erzieher der Menschheit nicht, daß wir wirken sollen; wir sollten mehr tun als die organische Natur, aber nicht auf ihre Art, nicht mit ihren Mitteln ... Er erlaubt uns nicht, uns der sogenannten Krisen, wie die Natur, zur Heilung einer Menge von Fiebern zu bedienen ... aber er gibt dem Forscher Hülfsmittel in den Sinn, die Fieber eher zu heilen als der Körperorganismus Krisen zu veranstalten im Stande ist."* [22]

Das Wort homöopathisch gebrauchte er zum ersten Mal 1807 in dem Aufsatz *Fingerzeige auf den homöopathischen Gebrauch der Arzneien in der bisherigen Praxis,* worin er nachzuweisen versuchte, dass die Heilungen nach den bisherigen Methoden meist auf einer unerkannten homöopathischen Beziehung von Krankheit und Arznei beruhen.

In Torgau schrieb Samuel Hahnemann sein Hauptwerk, das *Organon der rationellen Heilkunde.* Es erschien erstmals 1810 in Dresden. Insgesamt erschienen sechs Auflagen und das Buch wurde ab der zweiten Auflage nur noch *„Organon der Heilkunde"* genannt. Das Werk fand damals

[20] Ritter a.a.O. S. 29
[21] Ritter a.a.O. S. 36
[22] Hahnemann, Samuel „Heilkunde der Erfahrung", 1805 cit. nach Tischner a.a.O. S. 199

keinen sonderlichen Anklang, so dass die zweite Auflage erst neun Jahre nach der Erstauflage gedruckt wurde.

3.2.4 Hahnemann in Leipzig (1811 – 1821)

1811 ging Hahnemann nach Leipzig und erstrebte einen Lehrstuhl an der dortigen Universität. Dazu reichte er eine Habilitationsschrift ein, wohlweislich ohne auf seine Lehre einzugehen. Neun Jahre lang hielt er nun zweimal wöchentlich seine Vorlesungen ab, die Zahl seiner Zuhörer schrumpfte aber immer weiter aufgrund von Intrigen der etablierten Universitätslehrer, nicht zuletzt weil Hahnemann hemmungslos gegen die herrschende Medizin und ihre Methoden wütete.

„Schüler Hahnemanns haben genaue Schilderungen seines Auftretens bei den Vorlesungen hinterlassen: Alles sitzt auf den Bänken und wartet gespannt. Nach drei wohlabgemessenen Schritten hat Hahnemann das Katheder erreicht, begrüßt seine Hörer mit unmerklichem Kopfnicken und setzt sich dann voller Pathos auf seinen Stuhl, nachdem die Schöße seines Fracks sorgsam auseinander geschlagen worden sind. Jetzt öffnet er sein ‚Organon"', legt die Uhr daneben und beginnt, den gerade an der Reihe befindlichen Paragraphen getragen vorzulesen. Bei der anschliessenden Besprechung gerät er mehr und mehr in Ekstase, ‚bei funkelnden blitzenden Augen und hoher Röthe der Stirn und des Gesichts'. Er verdammt die alten Heilmethoden donnernd in den Orkus und legt die Wahrheit des Simile mit der Glut eines Beschwörers dar. Die Studenten grinsen, brüllen und toben. Einige wenige machen sich eifrig Notizen.“[23]

Dennoch sammelte sich allmählich ein größerer Kreis Schüler um Hahnemann und auch seine Praxis wuchs stetig. Aber erst die Bitte von Feldmarschall Fürst Schwarzenberg, Oberbefehlshaber der gegen Napoleon verbündeten Heere, der zwei Schlaganfälle erlitten hatte, von Hahnemann behandelt zu werden, lenkte in erhöhtem Maße die Aufmerksamkeit auf ihn. Hahnemann verlangte, dass der Fürst ihn in Leipzig aufsuchte. Die Behandlung schlug fehl, da der Leibarzt des

[23] Fritsche a.a.O. S. 147 f

Fürsten Aderlässe angeordnet hatte, was gegen die Abmachung verstieß, die Hahnemann sich vorher ausbedungen hatte. Schwarzenberg hatte sich bis dahin beim sächsischen König für Hahnemann eingesetzt, um zu verhindern, dass man ihm die Behandlungen untersagte.

Nach Schwarzenbergs Tod reichten die Apotheker beim Rat der Stadt Leipzig eine Klage ein. Hahnemann schädige ihre Privilegien, indem er Arzneien selbst herstelle und an seine Patienten weitergäbe. Daraufhin wurde Hahnemann am 15. März 1820 jegliche Herstellung und Abgabe von Arzneien untersagt. Dies war ein harter Schlag für ihn, denn er wollte sich durch das eigene Zubereiten und die Selbstabgabe seiner Mittel die Gewissheit verschaffen, dass seine Patienten die richtigen Arzneimittel bekämen.

„Viele Apotheker haben – in der Überzeugung, homöopathische Arzneien seien ‚Nichtse', deren Wirkung lediglich auf Einbildung der Patienten beruhe – ihren Kunden reinen Alkohol oder Milchzucker auf das Rezept hin abgegeben. Immer wieder ließ sich das nachweisen. Ein Diener, der von seiner Herrschaft mit einem Notizzettel in die Apotheke geschickt wird, um einige homöopathische Mittel zu holen, bringt ein Fläschchen mit heim, auf dessen Etikett ‚Estremadura 5' zu lesen steht, also die fünfte Centesimalpotenz von Estremadura, einem Mittel, das es gar nicht gibt. Auf seinem Zettel hatte nämlich noch – für eine weitere Besorgung in einem Wollgeschäft – Estremadura-Wolle der Qualität Nr. 5 gestanden. … Es sind Kranke mit Rezepten, auf denen Phantasienamen wie ‚Gusselia' standen oder gar lateinische Schimpfworte wie ‚Madaroma fraudulosus' (deutsch: betrügerischer Glatzkopf), zur Probe in Apotheken geschickt worden und haben die verlangte Zubereitung ohne weiteres erhalten.“[24]

[24] Fritsche a.a.O. S. 169

3.2.5 Die Jahre in Köthen (1821 – 1835)

Der Oberhofmeister am herzoglichen Hof in Köthen wurde von Hahnemann geheilt. Daraufhin wandte sich Herzog Ferdinand von Anhalt-Köthen ebenfalls an ihn und – da auch er sehr von Hahnemanns homöopathischer Behandlung profitierte – erlaubte er Hahnemann, sich in Köthen niederzulassen und auch seine Arzneien selbst herzustellen. Hahnemann hatte sich dieses Selbstdispensierrecht ausbedungen. Im Juni 1821 erfolgte der Umzug nach Köthen, wo er 14 Jahre blieb.

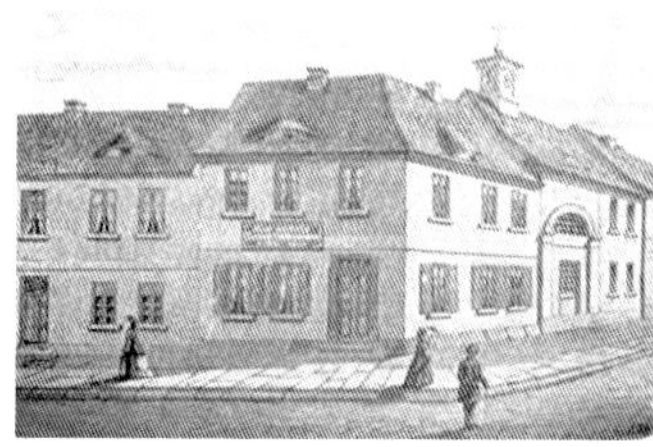
Hahnemanns Haus in Köthen

„Nach Hoede spielten hierbei freimaurerische Einflüsse und kleinstaatliche politische Schachzüge des herzoglichen Kanzlers Adam Müller eine unterstützende Rolle. Wie anders sah der Umzug diesmal aus als auf den früheren Etappen seiner Wanderschaft. Elf große Planwagen waren erforderlich, den Hausrat und sein wissenschaftliches Material dorthin zu befördern. Und wie anders sollte sich nun das Leben für ihn gestalten.“[25]

Kranke aus allen Ländern mit langwierigen Leiden suchten nun in Hahnemanns Köthener Praxis Hilfe. Sein Ruf verbreitete sich bald in ganz Europa. Allerdings führte die abgelegene Lage von Köthen, einer kleinen Residenzstadt mit damals 6000 Einwohnern, Hahnemanns intensive ärztliche Tätigkeit und sein wohl sehr harter, unnachgiebiger Charakter, insbesondere was die Prinzipien der Homöopathie anbetraf, zu seiner zunehmenden Vereinsamung. Auch viele seiner Schüler wandten sich von ihm ab und konnten die Entwicklung der Hochpotenzen – ich werde darauf im nächsten Abschnitt eingehen – nicht mitmachen.

„Mehr noch als in Leipzig ordnet er das familiäre und private Leben so streng, ja spießbürgerlich und pedantisch nach seinen Arbeits- und Erholungsgesichtspunkten an, daß für alles nicht Programmgemäße kein Raum bleibt. Alle kleinen und großen Dinge des Lebens werden nach der

[25] Ritter a.a.O. S. 83

Uhr und nach der ein für allemal festgesetzten Sitte geregelt – ein Klima, in dem Freundschaft nicht gedeihen kann.“[26]

Hahnemann besaß wohl schon immer einen starren und harten Charakter, doch nun steigerte sich dies wohl zu einem „unduldsamen Selbstherrschertum“ (Tischner). In Briefen soll er geäußert haben, dass er weder die sich mehrenden Kritiken gegen seine Lehre noch andere zeitgenössische medizinische Veröffentlichungen mehr lese. Ritter geht sogar soweit, die Jahre in Köthen als „Jahre der Verhärtung“ zu bezeichnen. Den Höhepunkt in Hahnemanns wissenschaftlicher Laufbahn stellte wohl – wie Tischner meint – die Feier seines goldenen Doktorjubiläums am 10. August 1829 dar. Eine große Anzahl von Ärzten und Anhängern seiner Lehre trafen ein, Briefe aus aller Welt bewiesen Hahnemanns nun internationale Reputation. Seine Anhänger hatten 1200 Taler zur Begründung eines homöopathischen Krankenhauses, ein langgehegter Wunsch Hahnemanns, gesammelt. Am gleichen Tag schlossen sich die deutschen homöopathischen Ärzte zu einem Verein zusammen, der als „Deutscher Zentralverein homöopathischer Ärzte“ bis heute besteht.

1830 – also ein Jahr später – verlor Hahnemann nach 48-jähriger glücklicher Ehe seine Frau. Im Januar 1833 wurde in Leipzig das erste homöopathische Krankenhaus begründet, dem allerdings aufgrund endloser Zwistigkeiten innerhalb der Reihen der Homöopathen kein gutes Schicksal beschieden war. Schon nach einigen Jahren musste es wieder geschlossen werden.

3.2.6 Die Choleraepidemie 1830

In Hahnemanns Köthener Zeit fiel auch die sich ab 1830 in ganz Europa ausbreitende Choleraepidemie, der Hunderttausende Menschen zum Opfer fielen. Es herrschte eine allgemeine Ratlosigkeit sowohl auf Seiten der Behörden als auch der Ärzteschaft. Hahnemanns Erklärungen und Empfehlungen muten uns im Nachhinein modern an. Er vermutete, die Cholera werde durch für uns nicht sichtbare „feinste Thiere niederer

[26] Fritsche a.a.O. S.180f

Ordnung" ausgelöst, die von Mensch zu Mensch unsichtbar übergehen könnten. Er empfahl dagegen in erster Linie Kampferspiritus (im Verhältnis 1 zu 12), von dem alle fünf Minuten ein bis zwei Tropfen eingenommen werden sollten, daneben aber auch die Mittel Cuprum metallicum, Veratum album, Bryonia und Rhus toxikodendron, die sich auch in späteren Epidemien bewähren sollten.

„Mit dieser Empfehlung des Kampfers bei einer akuten Infektionskrankheit knüpft er offenbar an frühere Erfahrungen bei einer anderen solchen Krankheit an. In der R. A. (Bd. 4, S. 129) empfiehlt er Kampfer als ‚schätzbares Palliativ' bei der Influenza, oft in größerer Gabe verabreicht. Dem Kampfer räumte Hahnemann überhaupt eine Art Sonderstellung ein, er nennt seine Wirkung ‚äußerst rätselhaft' und betont die Schwierigkeit ihn zu prüfen, da seine Erstwirkung sehr schnell ‚mit Rückwirkungen des Lebens abwechselt und untermischt wird."[27]

Hahnemanns Behandlungsvorschläge erwiesen sich als allen anderen überlegen. Seine Gegner warfen ihm aber vor, mit dem Einsatz des Kampfers seine homöopathischen Grundsätze verlassen zu haben. Dazu ist aber zu sagen, dass er den akuten Infektionen schon immer eine Sonderrolle zuwies.

3.2.7 Die Chronischen Krankheiten

1828 erschien Hahnemann letztes großes Werk *Die chronischen Erkrankungen.* Hier entwickelte er seine auch unter den Schülern äußerst umstrittene Psoralehre. Seine Erfahrungen hatten ihm nämlich gezeigt, dass er mit seinen bis dahin geprüften Arzneien zwar die Beschwerden vieler Kranker lindern oder heilen konnte, es traten aber oft daraufhin andere Störungen auf, die wieder andere Arzneien benötigten und so fort. Nun glaubte er, die verschiedenen Krankheiten und Leiden der Menschen auf drei grundlegende chronische Miasmen zurückführen zu können: die Psora (Krätzekrankheit), die Sykosis (Tripper, Feigwarzenkrankheit) und die Syphilis, die damals in Europa viel weiter verbreitet war als heute und

[27] Tischner a.a.O. s. 318

die die moderne Medizin erst mit der Entdeckung des Penicillins wirklich zum Stillstand bringen konnte.

Hahnemann war sich bewusst, dass die Krätze über die Ansteckung mit Krätzemilben erfolgte, wogegen er in seiner vorhomöopathischen Zeit schwefelhaltige Salben empfohlen hatte. Wahrscheinlich sah er später die Krätzemilbe nicht mehr als Ursache, sondern als Folge des Psoramiasmas an, sozusagen ein Schmarotzer, dessen Beseitigung nicht die zugrunde liegende Störung des Organismus wirklich heilen kann.

„Wenn wir alle langwierigen Uebel, Beschwerden und Krankheiten, welche von einer anhaltenden, ungesunden Lebensart abhängen, (§.77.) so wie jene unzähligen Arznei-Siechthume (s. §.74.), welche durch unverständige, anhaltende, angreifende und verderbliche Behandlung oft selbst nur kleiner Krankheiten, durch Aerzte alter Schule entstanden, wegrechnen, so rührt der größte Theil der übrigen chronischen Leiden, von der Entwickelung genannter drei chronischen Miasmen: der innern Syphilis, der innern Sykosis, vorzüglich aber und in ungleich größerm Verhältnisse, von der innern Psora her. Jedes dieser Miasmen war schon im Besitze des ganzen Organisms, und hatte ihn schon in allen seinen Theilen durchdrungen, ehe dessen primäres, stellvertretendes und den Ausbruch verhütendes Local-Symptom (bei der Psora der Krätz-Ausschlag, bei der Syphilis der Schanker oder die Schooßbeule und bei der Sykosis die Feigwarze) zum Vorschein kam. Werden nun diesen Miasmen, ihre genannten, stellvertretenden, und das innere Allgemeinleiden, beschwichtigenden Local-Symptome, durch äußere Mittel geraubt, so müssen unausbleiblich, die, vom Urheber der Natur jedem bestimmten, eigenthümlichen Krankheiten bald oder spät zur Entwickelung und zum Ausbruche kommen, und so all das namenlose Elend, die unglaubliche Menge chronischer Krankheiten verbreiten, welche das Menschengeschlecht seit Jahrhunderten und Jahrtausenden quälen, deren keine so häufig zur Existenz gekommen wäre, hätten die Aerzte diese drei Miasmen, ohne ihre äußern Symptome durch topische Mittel anzutasten, bloß durch die innern homöopathischen, für jede derselben gehörigen Arzneien gründlich zu heilen und im Organism auszulöschen sich verständig beeifert. (m. s. Anm, zu §. 282.)“[28]

[28] Hahnemann, Samuel „Organon der Heilkunst" a.a.O. § 204

3.2.8 Zweite Ehe mit Melanie d'Hervilly-Gothier

Am 8. Oktober 1834 konsultierte Melanie d'Hervilly-Gothier aus Paris Hahnemann in seiner Praxis in Köthen, angeblich wegen eines schmerzhaften Nervenleidens. Bei einer einzigen Konsultation scheint es aber nicht geblieben zu sein. Denn am 18. Januar 1835 heiratete der 79-Jährige die damals 35-jährige, gut aussehende Französin – vielleicht wurde er auch geheiratet.

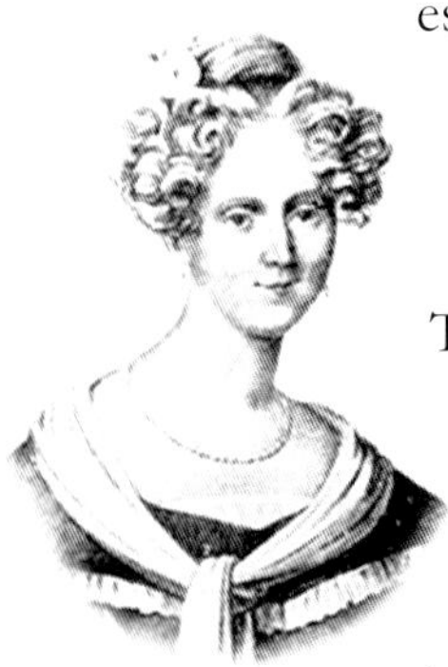

Tischner zitiert den Brief eines Dr. Hull betreffend Hahnemanns damaliger körperlicher und geistiger Verfassung: *„Ich hatte mir einen Herrn in etwas gebrechlichem Zustand vorgestellt, dem man die Erscheinungen des vorgeschrittenen Alters deutlich anmerkt. Aber nichts von alledem. Hahnemanns feste Gestalt, seine große Beweglichkeit, sein vom Alter völlig unbeeinflußtes Gehör, seine normal erhaltene Sehkraft sind bezeichnend für die ausgezeichnete Gesundheit, deren er sich erfreut ... Seine geistigen Fähigkeiten scheinen nach dem Urteil aller, die ihn seit langer Zeit kennen, in vollem Umfang und ganz wie früher erhalten zu sein. Nach der meisterlichen Kritik und zwingenden Beweisführung, die ich aus seinem eigenen Munde gehört habe, kann ich mein Urteil dahin zusammenfassen: Der Apostel des modernen Deutschlands ist den üblichen Verheerungen des Alters nicht zum Opfer gefallen, seine körperlichen Kräfte und geistigen Fähigkeiten sind die eines jugendlichen Greises.“*[29]

Auch Hahnemanns „männliche Kraft sei wunderbar erhalten“, soll Frau Melanie einer Freundin geschrieben haben.

3.2.9 Die Jahre in Paris (1835 – 1843)

Am 14. Juni 1835 reiste Hahnemann mit seiner jungen Frau für immer nach Paris. Er wurde bei seiner Ankunft von den dortigen homöopathischen Ärzten herzlich begrüßt und erhielt im Herbst des gleichen Jahres von

[29] Tischner a.a.O. S. 330 f

den Behörden die Erlaubnis, seine ärztliche Praxis in Paris auszuüben. Er soll großen Zulauf gehabt und mit Unterstützung seiner Gattin bis ins höchste Alter praktiziert haben. Bis in die Nacht hinein machte er mit dem eigenen Wagen Krankenbesuche. Beide führten aber auch ein geselliges Leben in ihrem glänzend eingerichteten Haus in der Rue de Milan, in der Gegend des heutigen Gare de Lazare und der Oper und besuchten Theater und Konzerte.

In diesen Jahren erschien die zweite Auflage seiner *Die chronischen Erkrankungen*, zu der er einige Erweiterungen und Einfügungen verfasste. Im Herbst 1840 bearbeitete er die 6. und letzte Auflage seines *Organons.* Hier veröffentlichte er seine Lehre von den Q-Potenzen und ihrer Herstellung. Diese Auflage wurde allerdings erst achtzig Jahre später veröffentlicht.

3.2.10 Hahnemanns Tod

Im März 1843 befiel Hahnemann ein Frühjahrs-Katarrh, seine Kräfte nahmen immer weiter ab. Am 2. Juli 1843 verstarb er im 89. Lebensjahr. Seine Frau hatte lange versucht, seinen Zustand geheim zu halten. Daher wurde er am 11. Juli nur in ganz kleinem Kreise beerdigt. Seine Witwe führte danach noch eine Weile, sich als „Docteur en medicien homoeopathique“ bezeichnend, die Praxis weiter, bis ihr dies 1846 untersagt wurde.

3.2.11 Hahnemanns Lebenswerk

Tischner fasst Hahnemanns Lebenswerk wie folgt zusammen: *„Was die Hauptbestandteile seiner Lehre angeht, so war sein Ähnlichkeitssatz ein großer Wurf, wie er nur selten in der langen Geschichte der Heilkunde vorgekommen ist. Daß er in der Tat als ein Heilgrundsatz angesehen werden darf, ist sicher, und dies allein schon ist eine unvergängliche Tat Hahnemanns, die jedoch zur Blütezeit des Materialismus und Naturalismus nicht anerkannt werden konnte. Wenn er allerdings später ihn zum einzigen Heilgesetz erklärte, so überspannte er die Reichweite dieses Satzes … Die sonstigen Systeme der* *damaligen Zeit sahen alles unter dem Gesichtswinkel einer bestimmten Theorie an, mit deren Sturz, der nicht ausbleiben konnte, auch alles andere mit in die Tiefe gerissen wurde, was auf Grund dieser Theorie ursächlich erklärt werden sollte.*

Hahnemanns ‚reine Erfahrung' in bezug auf die Krankheitslehre, bei der er die ganze Fülle aller sinnlich wahrnehmbaren Erscheinungen ohne jede Theorie aufzufassen suchte, und hinsichtlich der Arzneiprüfungen, wo er auch rein bei den Erscheinungen stehenzubleiben bestrebt war, brachte es mit sich, daß große Teile seiner Lehre, soweit sie von der Theorie unabhängig waren, allen Wandel der Theorie überdauert haben. Es sind auch heutzutage noch Tatsachen, mit denen man arbeiten kann, etwa wie damals festgestellte Tatsachen in Physik, Chemie, Tier- und Pflanzenkunde. – Auch das Beharrende der Homöopathie findet zum guten Teil seine Erklärung in dem ideographischen Grundzug ihres Wesens."[30]

Die beiden großen entscheidenden Streitpunkte seiner Lehre waren und sind bis heute sein Konzept der dynamischen Wirkung der Arzneien, das ihn zu immer höheren Potenzierungen führte, und auch seine Konzeption der chronischen Erkrankungen. Hier begann schon zu seinen Lebzeiten die teilweise recht unschöne Streiterei, die auch dazu führte, dass viele homöopathische Ärzte froh waren, als sich Hahnemann schließlich aus Deutschland fortbegab. Einige sehen es als Altersstarrsinn an, dass Hahnemann den einmal eingeschlagenen Weg so unbeirrbar weiterverfolgte. Als Beleg dafür sehen sie die Entwicklung der Q-Potenzen in der 6. Auflage seines *Organons.*

Hahnemann ging aufgrund seiner bei Tausenden von Patienten immer wieder gemachten Erfahrungen bei der Behandlung schwerer Krankheiten davon aus, dass jeder, der seine im *Organon der Heilkunst* niedergelegten Grundsätze konsequent anwendet, zu den von ihm beschriebenen Ergebnissen kommt! Ich werde auf diesen Punkt noch einmal zurückkommen.

[30] Tischner a.a.O. S. 240 ff

3.3 Die Lehre von Dr. Samuel Hahnemann

3.3.1 Klassische Homöopathie

Die Therapeuten, die die Grundsätze Hahnemanns übernahmen und darauf aufbauen, nennt man gemeinhin „klassische Homöopathen". Wir werden uns daher zuerst mit der „reinen Lehre" beschäftigen, um dann später einen Blick auf die Geschichte der Homöopathie und ihre Entwicklung zu werfen. Aber schon zu Hahnemanns Lebzeiten und erst recht später in der Auseinandersetzung mit der modernen Naturwissenschaft gab es erhebliche Abweichungen von dieser reinen Lehre.

3.3.2 Krankheitsheilung

„Das höchste Ideal der Heilung ist schnelle, sanfte, dauerhafte Wiederherstellung der Gesundheit, oder Hebung und Vernichtung der Krankheit in ihrem ganzen Umfange auf dem kürzesten, zuverlässigsten, unnachtheiligsten Wege, nach deutlich einzusehenden Gründen." [31]

Hahnemanns Grundanliegen war es also, Menschen „nach deutlich einsehbaren Gründen", „auf dem kürzesten, zuverlässigsten, unnachtheiligsten Wege" von ihren Krankheiten zu befreien. Er kritisierte damit die gesamte damalige Ärzteschaft, die mit undurchschaubaren Rezepturen und unklaren Krankheitsbezeichnungen das Leiden der Kranken seiner Ansicht nach nur verlängerte, anstatt es zu lindern oder aufzuheben. Zu den Aufgaben eines gewissenhaften Arztes gehörte für ihn aber auch die Aufhebung von die Gesundheit schädigenden bzw. die Krankheit unterhaltenden Faktoren (§ 4 Organon). Aus Hahnemanns Schriften geht eindeutig hervor, dass dazu die Regelung der gesamten Lebensweise, z. B. Ernährung, ausreichende tägliche Bewegung, Meidung von Genussgiften und die Verbesserung der hygienischen Verhältnisse, in denen Kranke leben, gehört.

[31] Hahnemann, Samuel „Organon der Heilkunst" a.a.O.§ 1

3.3.3 Was ist Krankheit?

Es bleibt aber vorab die Frage zu klären, was denn – nach Hahnemann – Krankheit eigentlich sei. Dazu gab es, wie bereits dargestellt, bei seinen Zeitgenossen die unterschiedlichsten Konzepte, die zum Teil nur wenig mit der Erfahrung am Krankenbett übereinstimmten.

„Der vorurtheillose Beobachter, – die Nichtigkeit übersinnlicher Ergrübelungen kennend, die sich in der Erfahrung nicht nachweisen lassen, – nimmt, auch wenn er der scharfsinnigste ist, an jeder einzelnen Krankheit nichts, als äußerlich durch die Sinne erkennbare Veränderungen im Befinden des Leibes und der Seele, Krankheitszeichen, Zufälle, Symptome wahr, das ist, Abweichungen vom gesunden, ehemaligen Zustande des jetzt Kranken, die dieser selbst fühlt, die die Umstehenden an ihm wahrnehmen, und die der Arzt an ihm beobachtet. Alle diese wahrnehmbaren Zeichen repräsentiren die Krankheit in ihrem ganzen Umfange, das ist, sie bilden zusammen die wahre und einzig denkbare Gestalt der Krankheit.“ [32]

Krankheit ist also für Hahnemann die Gesamtheit aller Symptome und krankhaften Veränderungen beim Kranken und nicht irgendein materielles Etwas, das man mittels Aderlässen oder Abführmitteln aus dem Körper des Kranken heraustreiben muss. Wenn die Krankheitssymptome und alle anderen „wahrnehmbaren Zufälle“ verschwinden, tritt Gesundheit ein. Also geht es darum, einen Weg zu finden, dies zu erreichen. Nur die genaueste Beobachtung des Kranken und die Berücksichtigung aller seiner Krankheitssymptome führt zur Gesundheit.
Unter den „wahrnehmbaren Zufällen“ sind übrigens alle durch medizinische Untersuchungen gewonnenen Ergebnisse gemeint. Dazu gehören Ultraschall- und Röntgenaufnahmen, Laborwerte, histologische Befunde sowie die sinnlich wahrnehmbaren Zeichen einer veränderten Hautfarbe, des Körpergeruchs, der Atmung und Schweißbildung neben den vom Patienten selbst subjektiv berichteten Symptomen.

[32] Hahnemann, Samuel „Organon der Heilkunst“ a.a.O, § 6

3.3.4 Die Lebenskraft

„Im gesunden Zustande des Menschen waltet die geistartige, als Dynamis den materiellen Körper (Organism) belebende Lebenskraft (Autocratie) unumschränkt und hält alle seine Theile in bewundernswürdig harmonischem Lebensgange in Gefühlen und Thätigkeiten, so daß unser inwohnende, vernünftige Geist sich dieses lebendigen, gesunden Werkzeugs frei zu dem höhern Zwecke unsers Daseins bedienen kann.“[33]

Hahnemann will mit seinem Heilverfahren bei dieser Lebenskraft direkt ansetzen.

„Einzig die krankhaft gestimmte Lebenskraft bringt die Krankheiten hervor, so daß die, unsern Sinnen wahrnehmbare Krankheits-Aeußerung zugleich alle innere Veränderung, das ist, die ganze krankhafte Verstimmung der innern Dynamis ausdrückt und die ganze Krankheit zu Tage legt. Hinwiederum bedingt aber auch das Verschwinden aller Krankheits-Aeußerungen, das ist, aller vom gesunden Lebens-Vorgange abweichenden, merkbaren Veränderungen mittels Heilung, eben so gewiß die Wiederherstellung der Integrität des Lebens-Princips und setzt folglich die Wiederkehr der Gesundheit des ganzen Organism nothwendig voraus.“[34]

Die Lebenskraft und ihre krankhaften Veränderungen sind für uns nur wahrnehmbar über ihre Äußerungen. Bei Krankheiten sind dies alle Symptome und beobachtbaren körperlichen Veränderungen.
Jede Behandlung, die nur am Körper ansetzt wie zum Beispiel das Herausschneiden von Tumoren, das Behandeln von Hautausschlägen oder anderer Veränderungen durch starke, nur auf den Körper einwirkende Medikamente bekämpft einzig und allein die Folgen dieser krankhaft veränderten Lebenskraft. Diese Maßnahmen erreichen – laut Hahnemann – nie die wahre Wurzel der Krankheit.

[33] Hahnemann, Samuel „Organon der Heilkunst“ a.a.O. § 9
[34] Hahnemann, Samuel „Organon der Heilkunst“ a.a.O. § 12

3.3.5 Die Heilkraft von Arzneien

Die Heilkraft von Arzneien beruht nach Hahnemann auf ihrer im Inneren verborgenen „geistartigen Kraft, Menschenbefinden umzuändern".

„Da nun, was niemand läugnen kann, das heilende Wesen in Arzneien nicht an sich erkennbar ist und bei reinen Versuchen, selbst vom scharfsinnigsten Beobachter, an Arzneien sonst nichts, was sie zu Arzneien oder Heilmitteln machen könnte, wahrgenommen werden kann, als jene Kraft, im menschlichen Körper deutliche Veränderungen seines Befindens hervorzubringen, besonders aber den gesunden Menschen in seinem Befinden umzustimmen und mehrere, bestimmte Krankheitssymptome in und an demselben zu erregen, so folgt: daß wenn die Arzneien als Heilmittel wirken, sie ebenfalls nur durch diese ihre Kraft Menschenbefinden mittels Erzeugung eigenthümlicher Symptome umzustimmen, ihr Heilvermögen in Ausübung bringen können, und daß wir uns daher nur an die krankhaften Zufälle, die die Arzneien im gesunden Körper erzeugen, als an die einzig mögliche Offenbarung ihrer inwohnenden Heilkraft, zu halten haben, um zu erfahren, welche Krankheits-Erzeugungskraft jede einzelne Arznei, das ist zugleich, welche Krankheits-Heilungskraft jede besitze."[35]

Hahnemann behauptet also, dass sich die Heilwirkung von Arzneien nur darin zeigt, dass sie am Gesunden krankhafte Veränderungen bewirken können. Einzig und allein aus der Art dieser Veränderungen können Arzneiwirkungen abgeleitet werden. Dazu gehören natürlich bei giftigen Substanzen auch die Vergiftungserscheinungen.

3.3.6 Similia similibus currentur

„Nun lehrt aber das einzige und untrügliche Orakel der Heilkunst, die reine Erfahrung, in allen sorgfältigen Versuchen, daß wirklich diejenige Arznei, welche in ihrer Einwirkung auf gesunde menschliche Körper die meisten Symptome in Aehnlichkeit erzeugen zu können bewiesen hat, welche an dem zu heilenden Krankheitsfalle zu finden sind, in gehörig potenzirten

[35] Hahnemann, Samuel „Organon der Heilkunst" a.a.O, § 20

und verkleinerten Gaben auch die Gesamtheit der Symptome dieses Krankheitszustandes, das ist (s. §. 6-16), die ganze gegenwärtige Krankheit schnell, gründlich und dauerhaft aufhebe und in Gesundheit verwandle, und daß alle Arzneien die ihnen an ähnlichen Symptomen möglichst nahe kommenden Krankheiten, ohne Ausnahme heilen und keine derselben ungeheilt lassen.“[36]

Hier haben wir nun Hahnemanns „Heilgesetz“: Similia similibus curentur – Ähnliches kann nur durch Ähnliches geheilt werden. Nur die Arzneien wirken in einem Fall heilend, die am Gesunden ähnliche Symptome wie die Karnkheit hervorbringen können. Hahnemann spricht hier von einem Naturgesetz, das er als Erster so klar formuliert habe, obwohl auch schon vor ihm Ärzte danach geheilt hätten. Er geht sogar so weit zu behaupten, jede echte Heilung komme nur dadurch zustande, dass der Therapeut unbewusst nach diesem Gesetz verfahren habe.

„Die wahren, sanften Heilungen geschehen bloß auf homöopathischem Wege, einem Wege, der, da wir ihn auch oben (§. 7-25) auf eine andere Weise, durch Erfahrungen und Schlüsse fanden, auch der unbestreitbar richtige ist, auf welchem man am gewissesten, schnellsten und dauerhaftesten zur Heilung der Krankheiten durch die Kunst gelangt, weil diese Heilart auf einem ewigen, untrüglichen Naturgesetze beruht. Die reine homöopathische Heilart ist der einzig richtige, der einzig durch Menschenkunst mögliche, geradeste Heilweg, so gewiß zwischen zwei gegebenen Punkten, nur eine einzige gerade Linie möglich ist.“[37]

3.3.7 Arzneien bewirken eine Kunstkrankheit

Die der betreffenden Krankheit möglichst ähnliche Symptome erzeugenden Arzneien bewirkten beim Kranken eine Kunstkrankheit, also eine Arznei-Krankheit, führte Hahnemann aus.

„Die größere Stärke der durch Arzneien zu bewirkenden Kunst-Krankheiten

[36] Hahnemann, Samuel „Organon der Heilkunst“ a.a.O. § 25
[37] Hahnemann, Samuel „Organon der Heilkunst“ a.a.O. § 52

ist jedoch nicht die einzige Bedingung ihres Vermögens, die natürlichen Krankheiten zu heilen. Es wird vor Allem zur Heilung erfordert, daß sie eine der zu heilenden Krankheit möglichst ähnliche Kunst-Krankheit sei, die, mit etwas stärkerer Kraft, das instinktartige, keiner Ueberlegung und keiner Rückerinnerung fähige Lebensprincip in eine der natürlichen Krankheit sehr ähnliche, krankhafte Stimmung versetze, um in ihm das Gefühl von der natürlichen Krankheits-Verstimmung nicht nur zu verdunkeln, sondern ganz zu verlöschen, und so zu vernichten. Dieß ist so wahr, daß sogar eine ältere Krankheit durch eine neu hinzutretende unähnliche Krankheit, sei diese auch noch so stark, von der Natur selbst nicht geheilt werden kann, und eben so wenig durch ärztliche Curen mit Arzneien, welche keinen ähnlichen Krankheitszustand im gesunden Körper zu erzeugen vermögend sind, wie die allöopathischen.“[38]

Die Kunstkrankheit der Arznei wirkt also stärker auf unsere Lebenskraft als die ursprüngliche Krankheit. Dadurch wird die Krankheit vernichtet und, wenn die Arznei aufhört zu wirken – oder anders gesagt, wenn die durch sie bewirkte Kunstkrankheit zurückgeht –, ist die Gesundheit wiederhergestellt. Die ähnliche Kunstkrankheit hat die ursprüngliche Krankheit überlagert, letztere wird von dem stärkeren Reiz der Kunstkrankheit aufgehoben.

3.3.8 Erstwirkung und Nach-(Heil-)Wirkung der Arzneien

„*Bei der Erstwirkung der künstlichen Krankheits-Potenzen (Arzneien) auf unsern gesunden Körper, scheint sich (wie man aus folgenden Beispielen ersieht) diese unsere Lebenskraft bloß empfänglich (receptiv, gleichsam leidend) zu verhalten und so, wie gezwungen, die Eindrücke der von außen einwirkenden, künstlichen Potenz in sich geschehen und dadurch ihr Befinden umändern zu lassen, dann aber sich gleichsam wieder zu ermannen, und dieser in sich aufgenommenen Einwirkung (Erstwirkung) a) den gerade entgegengesetzten Befindens-Zustand (Gegenwirkung, Nachwirkung) wo es*

[38] Hahnemann, Samuel „Organon der Heilkunst“ a.a.O. § 34

einen solchen giebt, in gleichem Grade hervorzubringen als die Einwirkung (Erstwirkung) der künstlich krank machenden, oder arzneilichen Potenz auf sie gewesen war und zwar nach dem Maße ihrer eignen Energie – oder, b) wo es einen der Erstwirkung gerade entgegengesetzten Zustand in der Natur nicht giebt, scheint sie sich zu bestreben, ihr Uebergewicht geltend zu machen durch Auslöschen der von außen (durch die Arznei) in ihr bewirkten Veränderung, an deren Stelle sie ihre Norm wieder einsetzt (Nachwirkung, Heilwirkung).“ [39]

Hahnemann zeigt an Beispielen, dass auf einen Arzneireiz, der zuerst das Befinden verändert, später eine Gegenwirkung des Organismus folgt. Diese Gegen- oder Nachwirkung ist die Heilwirkung. Ein Beispiel wäre die Behandlung von kalten Füßen mit gezielten Kaltwasserreizen, was anfangs zum Abblassen der Haut durch das Zusammenziehen der lokalen Gefäße, später aber zu einer verstärkten Durchblutung führt; die Füße werden nun wärmer als vorher. Auf die Zweit- und Heilwirkung komme es aber an.

3.3.9 Die ‚Allöopathische Kurart'

„Allöopathische Kurart“, „palliative (anthipathische, enantiopathische) Methoden“ nennt Hahnemann die bis dahin üblichen, auf Galen zurückgehenden Verfahren zur Behandlung Kranker. Hier werde mit den den Krankheitssymptomen entgegengesetzten Arzneien nach dem Grundsatz „contraria contrariis“ behandelt. Das könne zwar zu einer fast augenblicklichen Besserung führen, später aber komme es zu umso deutlicheren und dauerhaften Verschlimmerungen der Beschwerden, da hier die Arzneien nur nach den Erstwirkungen auf einige wenige Symptome ausgewählt seien. Als Beispiele führte Hahnemann die den Darm lähmende Wirkung einer Opiumtinktur bei Durchfall oder die Wirkung von Abführmitteln bei hartnäckiger Stuhlverstopfung an. Diese Maßnahmen wirkten nur vorübergehend und lösten das Grundproblem nicht! Im Gegenteil, er beklagte, dass der kritiklose, allöopathische Einsatz

[39] Hahnemann, Samuel „Organon der Heilkunst“ a.a.O, § 64

der Arzneien zu chronischen Arzneikrankheiten führe, die schließlich unheilbar seien!

„Diese, durch die allöopathische Unheilkunst, (am schlimmsten in den neueren Zeiten) hervorgebrachten Verhunzungen des menschlichen Befindens, sind unter allen chronischen Krankheiten die traurigsten, die unheilbarsten und ich bedauere, daß, wenn sie zu einiger Höhe getrieben worden sind, wohl nie Heilmittel für sie scheinen erfunden oder erdacht werden zu können."[40]

3.3.10 Die Potenzierung oder Dynamisierung der Arzneien

Seit Hahnemann anfing, seine Patienten nach der Ähnlichkeitsregel zu behandeln, musste er seine Arzneien stark verdünnen, um Erstverschlimmerungen zu vermeiden. Etwa vom Jahre 1800 an verstand Hahnemann sowohl die Krankheit als auch die Arznei als etwas „Dynamisches", obwohl er schon in früheren Jahren betont hatte, dass die Arzneibereitung kein bloßes Verdünnen sei.

„Die homöopathische Heilkunst entwickelt zu ihrem besondern Behufe die innern, geistartigen Arzneikräfte der rohen Substanzen, mittels einer ihr eigenthümlichen, bis zu meiner Zeit unversuchten Behandlung, zu einem, früher unerhörten Grade, wodurch sie sämmtlich erst recht sehr, ja unermeßlich „durchdringend" wirksam und hülfreich werden, selbst diejenigen unter ihnen, welche im rohen Zustande nicht die geringste Arzneikraft im menschlichen Körpern äußern. Diese merkwürdige Veränderung in den Eigenschaften der Natur-Körper, durch mechanische Einwirkung auf ihre kleinsten Theile, durch Reiben und Schütteln (während sie mittels Zwischentritts einer indifferenten Substanz, trockner oder flüssiger Art, von einander getrennt sind) entwickelt die latenten, vorher unmerklich, wie schlafend in ihnen verborgen gewesenen, dynamischen (§. 11.) Kräfte, welche vorzugsweise auf das Lebensprinzip, auf das Befinden des thierischen Lebens Einfluß haben. Man nennt daher diese Bearbeitung derselben Dynamisiren, Potenziren (Arzneikraft-Entwickelung) und

[40] Hahnemann, Samuel „Organon der Heilkunst" a.a.O. § 75

die Produkte davon, Dynamisationen oder Potenzen in verschiednen Graden."[41]

Wir hören hier also, dass durch den Vorgang, den Hahnenmann Potenzieren nennt, bei Substanzen, die im Rohzustand keine besonderen Arzneikräfte haben, diese gesteigert oder erst hervorgebracht werden. Es geht also nicht mehr um bloßes Abschwächen der Erstverschlimmerung, sondern um eine spezifische Kraftentfaltung durch den Vorgang des Potenzierens, der auf Hahnemann zurückgeht und heute in vielen Richtungen der Erfahrungsmedizin Eingang gefunden hat. Hören wir nun, wie das Potenzieren genau vonstatten geht. „*Um nun diese Kraft-Entwickelung am besten zu bewirken, wird ein kleiner Theil der zu dynamisirenden Substanz, etwa Ein Gran, zuerst durch dreistündiges Reiben mit dreimal 100 Gran Milchzucker die unten angegebne Weise zur millionfachen Pulver-Verdünnung gebracht. Aus Gründen die weiter unten in der Anmerkung angegeben sind, wird zuerst Ein Gran dieses Pulvers in 500 Tropfen eines, aus einem Theile Branntwein und vier Theilen destillirtem Wasser bestehenden Gemisches aufgelöst und hier von ein einziger Tropfen in ein Fläschchen gethan. Hiezu fügt man 100 Tropfen guten Weingeist und giebt dann dem, mit seinem Stöpsel zugepfropften Fläschchen, 100 starke Schüttelstöße mit der Hand gegen einen harten, aber elastischen Körper geführt. Dies ist die Arznei im ersten Dynamisations-Grade, womit man feine Zucker-Streukügelchen erst wohl befeuchtet, dann schnell auf Fließpapier ausbreitet, trocknet und in einem zugepfropften Gläschen aufbewahrt, mit dem Zeichen des ersten (1) Potenz-Grades. Hiervon wird nun ein einziges Kügelchen zur weiteren Dynamisierung genommen, in ein zweites neues Fläschchen gethan (mit Einem Tropfen Wasser, um es aufzulösen) und dann mit 100 Tropfen guten Weingeistes auf gleiche Weise, mittels 100 starker Schüttel-Stöße dynamisirt. Mit dieser geistigen Arznei-Flüssigkeit werden wiederum Streukügelchen benetzt, schnell auf Fließpapier ausgebreitet, getrocknet, in einem verstopften Glase vor Hitze und Tageslicht verwahrt und mit dem Zeichen des zweiten Potenz-Grades (II.) versehen. Und so fährt man fort, bis durch gleiche Behandlung Ein aufgelöstes Kügelchen XXIX mit 100 Tropfen*

[41] Hahnemann, Samuel „Organon der Heilkunst" a.a.O. § 269

Weingeist, mittels 100 Schüttel-Stößen, eine geistige Arznei-Flüssigkeit gebildet hat, wodurch damit befeuchtete und getrocknete Streukügelchen den Dynamisations-Grad XXX erhalten. Durch diese Bearbeitung roher Arznei-Substanzen, entstehen Bereitungen, welche hierdurch erst die volle Fähigkeit erlangen, die leidenden Theile im kranken Organism treffend zu berühren und so durch ähnliche, künstliche Krankheits-Aflection dem in ihnen gegenwärtigen Lebensprincipe das Gefühl der natürlichen Krankheit zu entziehen. Durch diese mechanische Bearbeitung, wenn sie nach obiger Lehre gehörig vollführt worden ist, wird bewirkt, daß die, im rohen Zustande sich uns nur als Materie, zuweilen selbst als unarzneiliche Materie darstellende Arznei-Substanz, mittels solcher höhern und höhern Dynamisationen, sich endlich ganz zu geistartiger Arznei-Kraft subtilisirt und umwandelt, welche an sich zwar nun nicht mehr in unsere Sinne fällt, für welche aber das arzneilich gewordene Streukügelchen, schon trocken, weit mehr jedoch in Wasser aufgelöst, der Träger wird und in dieser Verfassung die Heilsamkeit jener unsichtbaren Kraft im kranken Körper beurkundet.“[42]

Ich habe hier darauf verzichtet, die weiteren Einzelheiten des Potenzierungsverfahrens aus den Fußnoten Hahnemanns abzudrucken. Es wird aber auch so ersichtlich, wie umfangreich, zeitraubend und arbeitsintensiv dieser Potenzierungsvorgang ist, wenn er von Hand durchgeführt wird, wie es Hahnemann für alle seine Arzneien tat.

Hier wird die Herstellung von Q-Potenzen beschrieben, die Hahnemann erst in den letzten Jahren seines Lebens entwickelte. Es handelt sich um „Potenzierungen nach der Fünfzigtausender Skala“ (Voegeli). Eine Q 12 enthält noch 10^{-66} Gramm der ursprünglichen Substanz. Die Abkürzung „Q“ bei den Q-Potenzen bedeutet „Quinquagesimillesima“. Hier wird, ausgehend von einer C 3 (siehe unten) im Verhältnis 1 zu 50 000 weiter potenziert. Gebräuchlich für diese Potenzen ist auch die von den römischen Zahlen abgeleitete Bezeichnung „LM-Potenz“.[43]

In seiner Torgauer Zeit, als die Praxis immer größer wurde, experimentierte Hahnemann noch mit unterschiedlichen Potenzhöhen und ging schließlich

[42] Hahnemann, Samuel „Organon der Heilkunst“ a.a.O, § 270
[43] Voegeli, Adolf „Heilkunst in neuer Sicht“, Heidelberg 1978

zur C 30 über. Hier handelt es sich um ein Mischungsverhältnis von Arzneistoff und Lösungsmittel Alkohol von 1 zu 99. Ein Tropfen der Ausgangssubstanz wird mit 99 Tropfen des Lösungsmittels verdünnt und mit zehn kräftigen, abwärts geführten Schüttelschlägen vermischt. So erhält man die C 1. Ein Tropfen dieser C 1 wird wieder in 99 Tropfen Alkohol gelöst und zehn Mal verschüttelt ergibt dies die C 2 und so fort. Man kann diesen Vorgang beliebig fortsetzen und gelangt schließlich zu entsprechend hohen Potenzierungen. Die Buchstaben beziehen sich auf die lateinischen Worte „Centesima“ (Hundert) und „Dezima“ (Zehntel). D-Potenzen haben ein Mischungsverhältnis Arznei zu Alkohol von 1 zu 10. Die Verschüttelung erfolgt dann entsprechend der C-Potenzen.

Da Hahnemanns Entwicklung der Q-Potenzen erst in den 50er Jahren des 20. Jahrhunderts einer größeren Öffentlichkeit bekannt wurde, hat man in Amerika sehr hohe C-Potenzen entwickelt. Eine M ist eine C 1 000, eine 10 M eine C 10 000, CM eine C 100 000 und MM entspricht einer C 1 000 000! Hahnemann benutzte zur Herstellung seiner Potenzen für jede Potenz ein eigenes Glas. Ein Tropfen der Ursubstanz wird in einem Glas mit 99 bzw. 9 Tropfen alkoholischem Lösungsmittel verschüttelt. Bei den ultrahohen C-Potenzen wird die Einglas-Methode nach Korsakoff angewendet. Das bedeutet, dass das Glas mit der C 1 ausgeschüttet und dann wieder mit 99 Tropfen Lösungsmittel aufgefüllt wird.

„Auch wenn es Hahnemanns einzige Tat gewesen wäre, die verschiedenen Arzneiherstellungen und Darreichungsformen zu erfinden, so würde das schon eine recht beachtenswerte Leistung sein. Wie wir schon hörten, darf die homöopathische alkoholische Tinktur aus den frisch ausgepreßten Pflanzensäften als eine vorzügliche Arzneiform betrachtet werden, die in recht schonender Weise die wirksamen Stoffe der Pflanze für die Arzneiverwendung brauchbar macht. Was die Verreibungen angeht, hat Hahnemann, wie erst neuedings festgestellt ist, als erster verstanden, durch Verreiben unlösliche Stoffe in löslich-kolloiden Zustand zu bringen und dadurch für den Körper aufnehmbar zu machen. Wenn er auch die Eigenart des damals noch unbekannten kolloiden Zustandes als einen Zustand besonderer Art seinem Wesen nach nicht erkannt hat, so hat er doch nach den neusten Erkenntnissen darin recht behalten, daß durch das lange Verreiben die Stoffe löslich werden.

Auch die Herstellung der Verdünnungen auf Grund des Dezimalsystems (1 : 100) geht auf ihn zurück."[44]

3.3.11 Die Auswahl der passenden Arzneien

Um für den jeweiligen Krankheitsfall die passenden Arzneien zu finden, muss der Behandler ein vollständiges Bild aller Befindensveränderungen und Symptome, auch der klinischen Befunde erstellen.

„*Ist nun die Gesamtheit der, den Krankheitsfall vorzüglich bestimmenden und auszeichnenden Symptome, oder mit andern Worten, das Bild der Krankheit irgendeiner Art einmal genau aufgezeichnet, so ist auch die schwerste Arbeit geschehen. Der Heilkünstler hat es dann bei der Cur, vorzüglich der chronischen Krankheit auf immer vor sich, kann es in allen seinen Theilen durchschauen und die charakteristischen Zeichen herausheben, um ihm eine gegen diese, das ist, gegen das Uebel selbst gerichtete, treffend ähnliche, künstliche Krankheitspotenz in dem homöopathisch gewählten Arzneimittel entgegenzusetzen, gewählt aus den Symptomenreihen aller, nach ihren reinen Wirkungen bekannt gewordenen Arzneien. Und wenn er sich während der Cur nach dem Erfolge der Arznei und dem geänderten Befinden des Kranken erkundigt, braucht er bei seinem neuen Krankheitsbefunde von der ursprünglichen Gruppe der zuerst aufgezeichneten Symptome, bloß das in seinem Manuale wegzulassen, was sich gebessert hat, und dazu zu setzen, was noch davon vorhanden, oder an neuen Beschwerden hinzu gekommen ist.*"[45]

3.3.12 Vorrang von Geistes- und Gemüts- und charakteristischen Symptomen

Homöopathie bedeutete für Hahnemann aber nicht einfach eine Symptomenabdeckerei, die auch ein Computer durchführen könnte, sondern die Symptome müssen richtig gewichtet werden.

[44] Tischner a.a.O. S. 307 f (Hier scheint ein Druckfehler im Zitat vorzuliegen, denn es müßte ja „Centesimalsystem" heißen!)

[45] Hahnemann, Samuel „Organon der Heilkunst" a.a.O, § 104

„Bei dieser Aufsuchung eines homöopathisch specifischen Heilmittels, das ist, bei dieser Gegeneinanderhaltung des Zeichen-Inbegriffs der natürlichen Krankheit gegen die Symptomenreihen der vorhandenen Arzneien, um unter diesen eine, dem zu heilenden Uebel in Aehnlichkeit entsprechende Kunstkrankheits-Potenz zu finden, sind die auffallendern, sonderlichen, ungewöhnlichen und eigenheitlichen (charakteristischen) Zeichen und Symptome des Krankheitsfalles, besonders und fast einzig fest ins Auge zu fassen ; denn vorzüglich diesen, müssen sehr ähnliche, in der Symptomenreihe der gesuchten Arznei entsprechen, wenn sie die passendste zur Heilung sein soll. Die allgemeinern und unbestimmtern: Eßlust-Mangel, Kopfweh, Mattigkeit, unruhiger Schlaf, Unbehaglichkeit u. s. w., verdienen in dieser Allgemeinheit und wenn sie nicht näher bezeichnet sind, wenig Aufmerksamkeit, da man so etwas Allgemeines fast bei jeder Krankheit und jeder Arznei sieht.“[46]

Heute ist es unter den Nachfolgern Hahnemanns üblich, die Symptome unter anderem nach Funktionen und Körperregionen zu hierarchisieren.

1. Geistes und Gemütssymptome
2. Allgemeinsymptome
3. Verlangen und Abneigungen
4. Schlafsymptome
5. Sexualsymptome
6. Lokalsymptome

„Man wird daher nie naturgemäß, das ist nie homöopathisch heilen, wenn man nicht bei jedem, selbst acutem Krankheitsfalle, zugleich mit auf das Symptom der Geistes- und Gemüths-Veränderungen siehet und nicht zur Hülfe eine solche Krankheits-Potenz unter den Heilmitteln auswählt, welche nächst der Aehnlichkeit ihrer andern Symptome mit denen der Krankheit, auch einen ähnlichen Gemüths- oder Geistes-Zustand für sich zu erzeugen fähig ist.“[47]

Zum Finden des jeweils passenden Mittels benutzen Homöopathen heute Symptomenregister. Das sind Repertorien, in denen die unterschiedlichen

[46] Hahnemann a.a.O. § 153
[47] Hahnemann a.a.O. § 213

Symptome zusammen mit den jeweiligen Arzneien, die dieses Symptom in der Arzneimittelprüfung hervorgebracht oder bei Kranken geheilt haben, aufgelistet sind.

3.3.13 Arzneimittelprüfung und Arzneimittelbild

Um überhaupt passende Arzneien gegen Krankheiten zu finden, müssen zuerst die Symptome erforscht werden, die die jeweiligen Stoffe am Gesunden hervorbringen können. Schon Hahnemann und seine Schüler verwandten einen Großteil ihrer Zeit auf Arzneimittelprüfungen. Die Ergebnisse dieser ersten umfassenden Arzneimittelprüfungen veröffentlichte Hahnemann in der *Reinen Arzneimittellehren Bd. I–VI* von 1811 bis 1821 und in *Die Chronischen Krankheiten, ihre eigenthümliche Natur und homöopathische Heilung Bd I–IV (V)* von 1828 bis 1839.

Arzneimittelprüfungen werden heute im Doppelblindversuch durchgeführt, wobei etwa 25 % der Teilnehmer ein Placebo erhalten. Der Prüfung geht für die Teilnehmer eine einmonatige Vorbereitungszeit voraus, während der sie genau Tagebuch über ihren körperlichen, seelischen und geistigen Zustand führen müssen. Während der Arzneimittelprüfung sollen die Prüflinge ein möglichst „normales" Leben führen und in ihrer Ernährung alle verfeinerten Lebensmittel, chemischen Zusätze, Gewürze und Stimulantien meiden. Die Arzneimittelprüfung wird nun mit unterschiedlichen Potenzen, beginnend im niedrigen Bereich, durchgeführt, das heißt, das betreffende Mittel wird dreimal täglich über einen Monat oder bis Symptome auftreten verabreicht. Erfahrungsgemäß treten bei einigen Teilnehmern in den ersten Tagen neue Symptome auf, bei einigen auch erst nach dem 20. Tag. Der größte Teil der Probanden zeigt jedoch während der ganzen Beobachtungszeit wenige oder keine Symptome. Die Prüflinge, bei denen sofort Symptome auftreten, sind für das Mittel am empfindlichsten. Mit ihnen wird das Experiment schließlich mit Hochpotenzen fortgesetzt.

Die Arzneimittelprüfung stellt aber nur den ersten Schritt zur Erstellung eines für den praktisch arbeitenden Therapeuten nützlichen Arzneimittelbildes dar. Aus der Erfahrung am Krankenbett, die erst zeigen kann, welche der Prüfungssymptome durch das Heilmittel umfassend ausgeheilt werden können, und den Informationen aus der toxikologischen Literatur entsteht schließlich das homöopathische Arzneimittelbild. (vgl. §§ 105 – 108)

„*Die neuern und neuesten Erfahrungen haben gelehrt, daß die Arzneisubstanzen in ihrem rohen Zustande, wenn sie zur Prüfung ihrer eigenthümlichen Wirkungen von der Versuchs-Person eingenommen worden, lange nicht so den vollen Reichthum der in ihnen verborgen liegenden Kräfte äußern, als wenn sie in hohen Verdünnungen durch gehöriges Reiben und Schütteln potenzirt zu dieser Absicht eingenommen worden; durch welche einfache Bearbeitung die in ihrem rohen Zustande verborgen und gleichsam schlafend gelegnen Kräfte bis zum Unglaublichen entwickelt und zur Thätigkeit erweckt werden. So erforscht man jetzt am besten, selbst die für schwach gehaltenen Substanzen in Hinsicht auf ihre Arzneikräfte, wenn man 4 bis 6 feinste Streukügelchen der 30gten Potenz einer solchen Substanz von der Versuchs-Person täglich, mit ein wenig Wasser angefeuchtet, oder vielmehr in einer größern oder geringern Menge Wasser aufgelöset und wohl zusammengeschüttelt, nüchtern einnehmen und dies mehrere Tage fortsetzen läßt.*“[48]

„*Obgleich, wie gesagt, eine Arznei bei ihrer Prüfung im gesunden Zustande, nicht bei Einer Person alle ihre Befindens-Veränderungen hervorbringen kann, sondern nur bei vielen, verschiednen, von abweichender Leibes- und Seelenbeschaffenheit, so liegt doch die Neigung (Tendenz), alle diese Symptome in jedem Menschen zu erregen, in ihr (§.110), nach einem ewigen, umwandelbaren Naturgesetze, vermöge dessen sie alle ihre, selbst die selten von ihr in Gesunden hervorgebrachten Wirkungen bei einem jeden Menschen in Ausübung bringt, dem man sie in einem Krankheits-Zustande von ähnlichen Beschwerden eingiebt; selbst in der mindesten Gabe erregt sie dann, homöopathisch gewählt, stillschweigend einen, der natürlichen Krankheit nahekommenden, künstlichen Zustand im Kranken, der ihn von seinem ursprünglichen Uebel schnell und dauerhaft (homöopathisch) befreit und heilt.*“[49/50]

[48] Hahnemann, Samuel „Organon der Heilkunst“ a.a.O, § 128
[49] Hahnemann, Samuel „Organon der Heilkunst“ a.a.O, § 136
[50] vgl. auch Köhler, Gerhard „Lehrbuch der Homöopathie“ Bd I, Stuttgart 1999 S.11 f

Hahnemann geht also davon aus, dass erst die gehörig potenzierten Arzneien in hohen Verdünnungen bei den Versuchpersonen das ganze Symptomenbild zeigen. Arzneimittelprüfungen sollen also (auch) mit hohen Potenzierungen durchgeführt werden. In den homöopathischen Arzneimittellehren (Materia medica) wird jedes Arzneimittel in einer bestimmten Reihenfolge beschrieben, oft angefangen mit den Symptomen von „Geist und Gemüt" bis zu den „Füßen" und der „Haut" gefolgt von „Allgemeinsymptomen", „Modalitäten" und „verwandten Mitteln".

3.3.14 Die Erstverschlimmerung, mögliche Arzneisymptome

Auch die sorgsam gewählte Arznei kann zu einer kurzen Verstärkung der Beschwerden des Patienten besonders bei den chronischen Krankheiten führen. Wir sahen schon, dass Hahnemann die Potenzierung nicht für eine Verdünnung und Abschwächung der Arzneiwirkung hält, sondern die potenzierte – oder wie er sie auch nennt „dynamisierte Arznei" – wird durchdringender und kann nun besser auf das verstimmte Lebensprinzip einwirken. Hahnemann gebraucht hier die Bezeichnung „geistartig". Allerdings sei es unglaublich wichtig, die Arzneien in der richtigen Dosierung anzuwenden, denn bei einer zu hoher Potenzierung und zu häufiger Verabreichung könne die Arzneikrankheit gefährliche Ausmaße annehmen.

„Aus diesem Grunde schadet eine Arznei, wenn sie dem Krankheitsfalle auch homöopathisch angemessen war, in jeder allzu großen Gabe und in starken Dosen um so mehr, je homöopathischer und in je höherer Potenz sie gewählt war, und zwar weit mehr als jede eben so große Gabe einer unhomöopathischen, für den Krankheitszustand in keiner Beziehung passenden (allöopathischen) Arznei. Allzu große Gaben einer treffend homöopathisch gewählten Arznei und vorzüglich eine öftere Wiederholung derselben, richten in der Regel großes Unglück an. Sie setzen nicht selten den Kranken in Lebensgefahr, oder machen doch seine Krankheit fast unheilbar. Sie löschen freilich die natürliche Krankheit für das Gefühl des Lebensprincips aus, der Kranke leidet nicht mehr an der ursprünglichen Krankheit von dem Augenblicke an, wo die allzu

starke Gabe der homöopathischen Arznei auf ihn wirkt, aber er ist alsdann stärker krank von der ganz ähnlichen, nur weit heftigern Arznei-Krankheit, welche höchst schwierig wieder zu tilgen ist."[51]

Dieser Punkt ist sehr ernst zu nehmen und hat dazu geführt, dass Homöopathen, besonders die Vertreter der reinen Lehre Hahnemanns, wiederholte Gaben oder Gemische potenzierter Mittel, wie es in der Biochemie nach Dr. Schüßler üblich ist, ablehnen.

3.4 Die geschichtliche Entwicklung der Homöopathie

3.4.1 Stapfs Archiv

Nach Hahnemanns Weggang aus Leipzig im Jahr 1821 gründeten seine Schüler, anfangs gegen den Willen Hahnemanns, das *Archiv für homöopathische Heilkunst.* Der Herausgeber war Ernst Stapf. In dieser Zeit wandten sich immer mehr Ärzte der Homöopathie zu, darunter auch solche, die Hahnemanns Ansichten kritisch hinterfragten. In dem neu begründeten *Archiv* wurden Krankengeschichten veröffentlicht und diskutiert, aber auch Kritiken von Gegnern der Homöopathie ausdrücklich besprochen und erwidert. Nach und nach wurden für die Homöopathen auch krankhafte Gewebsveränderungen bei der Wahl der homöopathischen Mittel miteinbezogen.

3.4.2 Moritz Müller (1784 – 1849)

Einer der führenden Köpfe dieser Zeit war Moritz Müller. Er ließ neben der Homöopathie auch bewährte Verfahren der Allopathie gelten und setzte sich für die Freiheit der Homöopathen gegen die „Vormundschaft und Tyrannei Hahnemanns" ein. Um ihn bildete sich bald ein Kreis jüngerer Homöopathen, der später zum „naturwissenschaftlich-kritischen" Flügel der Homöopathie wurde.

[51] Hahnemann, Samuel „Organon der Heilkunst" a.a.O, § 276

3.4.3 Christoph Wilhelm Hufeland (1762 – 1836)

Christoph Wilhelm Hufeland, ‚Hofmedicus' in Weimar und Leibarzt Goethes, stand der Homöopathie und auch Hahnemann, den er sehr schätzte, aufgeschlossen gegenüber. Im Vorwort eines Artikels über die Homöopathie, erschienen in dem von ihm begründeten *Hufelands Journal*, nannte er 1826 neun Vorteile und fünf Nachteile der Homöopathie. Zu den Vorteilen rechnete er das Aufmerksammachen auf die in den Jahren zuvor vernachlässigte Zeichenlehre und Symptomatologie, den Hinweis auf die „von den neueren Ärzten vernachlässigte Diätetik", die Warnung vor den „großen, ja ungeheuren Gaben mancher Ärzte", die Einfachheit der Verordnung sowie die genaue Prüfung der Mittelwirkung. Hufeland stellte heraus, dass die Homöopatie nie schaden werde, dem kranken Körper mehr Zeit zur ruhigen Selbstheilung lasse und schließlich die Kurkosten vermindere.

Als Nachteile empfand er unter anderem die Gefahr einer bloß symptomatischen Behandlung und die Unterdrückung der Ursachen. Die Homöopathie führe zu den gefährlichsten Unterlassungssünden, womit er den Verzicht auf Aderlass, Brechmittel und andere ausleitende Verfahren meinte. Man wird sicherlich davon ausgehen können, dass Hufeland als erfahrener Praktiker diese Maßnahmen sehr umsichtig zum Wohle seiner Patienten einzusetzen wusste. Man kann aus ganzheitlicher Sicht diesen Methoden auch heute kaum ihre Berechtigung völlig absprechen. Allerdings wurde von den Homöopathen festgestellt, dass Hufeland wohl – wie auch heute viele moderne Mediziner – nicht völlig das Prinzip der Individualisierung der Homöopathie verstand, das sich nicht auf bestimmte klinische Krankheitsbilder bezieht, sondern auf die Gesamtheit der Symptomatologie des Patienten.[52]

[52] vgl. Tischner a.a.O. S. 459 ff

3.4.4 Von Hahnemann zum HAB[53]

Wir hörten schon von Hahnemanns Zwistigkeiten mit der damaligen Apothekerschaft. Sein Umzug nach Köthen erfolgte vor allem, da er von Herzog Ferdinand von Anhalt-Köthen das Recht zum Selbstdispensieren zugesichert erhielt, das heißt, er durfte seine homöopathischen Arzneien selbst herstellen. Hahnemann selbst veröffentlichte nie eine Anleitung zur Herstellung seiner homöopathischen Mittel. 1825 sammelte der homöopathische Arzt Carl Caspari die in den Werken Hahnemanns verstreuten Angaben zur Herstellung der homöopathischen Arzneien und gab sie als *Homöopathisches Dispensatorium für Ärzte und Apotheker* heraus. Von 1845 bis 1878 erschien daneben die vom Zentralverein homöopathischer Ärzte in Auftrag gegebene und von dem Apotheker Carl Ernst Gruner herausgegebene *Homöopathische Pharmacopöe* in fünf Auflagen. 1872 gab Willmar Schwabe die *Pharmacopoea homoeopathica polyglottica* heraus, die sich im Unterschied zu vielen anderen Werken genau an Hahnemanns Anweisungen hält und die schließlich vom Zentralverein der homöopathischen Ärzte zur „Normalpharmacopoe“ erklärt wurde. Ab der fünften Auflage hieß sie *Deutsches homöopathisches Arzneibuch* und bildete die Grundlage des ersten, durch eine Reichsverordnung von 1934 offiziellen homöopathischen Arzneibuchs. Das *HAB 1*, das erste amtliche deutsche homöopathische Arzneimittelbuch erschien 1978 mit Nachträgen in den Jahren 1981, 1983, 1985 und 1991. Die Anweisungen Hahnemanns, was beispielsweise die Herstellung seiner Q-Potenzen betrifft, sind darin verändert worden, und es wurden auch andere Herstellungsverfahren aufgenommen wie aus der Spagyrik, einem Heilverfahren mit eigenen Aufbereitungsmethoden der oft pflanzlichen Arneien, und anthroposophischen Medizin. Das *HAB* behält zwar den Begriff „Potenzierung“ bei, spricht aber von „Verdünnungsstufen“, wobei als Verdünnungsverhältnis die Dezimal- und die Centesimalskala angeführt werden. Es sei hier angemerkt, dass homöopathische Arzneien, wozu auch die biochemischen Funktionsmittel Dr. Schüßlers zu rechnen sind, nur in Apotheken vertrieben werden dürfen und nach

[53] vgl. Jacobi, Ursula, Isabell „Der Hochpotenzstreit“, Stuttgart 1994 S. 78 f

den Vorschriften des *HAB* hergestellt sein müssen. Andere Produkte, die als Nahrungsergänzungsmittel oder Quellsalze vertrieben werden, erfüllen diese Bedingungen nicht. Mit ihnen ist daher die therapeutische Sicherheit nicht gewährleistet.

3.4.5 Die Hahnemannianer

Hahnemann bezeichnete alle Ärzte, die Teile seiner Lehre ablehnten oder neben der Homöopathie auch Methoden der alten Schule anwandten, als „Bastardhomöopathen", „Frevler" oder „Halbhomöopathen" und beschuldigte sie „unhomöopathischer Verbrechen". Aber die Entwicklung ging unaufhaltsam weiter, ohne dass er diese Abweichungen von seiner Lehre verhindern konnte. Es bildete sich also eine freie Homöopathie, die naturwissenschaftlich-kritische Richtung, und die Gruppe der Hahnemannianer, die sich eng an Hahnemanns Vorgaben anlehnten und ihm auch in der Potenzfrage folgten.

3.4.6 Von Bönninghausen und Jahr

Zu dieser letztgenannten Gruppe gehörten der ehemalige Jurist von Bönninghausen, der aber auch naturwissenschaftliche und medizinische Vorlesungen besucht hatte, Georg Heinrich Gottlieb Jahr und Constantin Hering, um einige Namen zu nennen. Von Bönninghausen schrieb das *Systematisch-alphabetische Repertorium der homöopathischen Arzneien* und das *Therapeutische Taschenbuch für Ärzte.* Jahr, ursprünglich Lehrer von Beruf, arbeitete ein dreiviertel Jahr lang mit Hahnemann an der 2. Auflage der *Chronischen Krankheiten* und eines Symptomenlexikons. Seine Hauptwerke sind das *Handbuch der Hauptanzeigen für die richtige Wahl der homöopathischen Arzneimittel, der Symptomenkodex* und die *Klinischen Anweisungen zur homöopathischen Behandlung der Krankheiten.* Diese Werke waren auch den naturwissenschaftlich-kritischen Homöopathen hilfreich.

3.4.7 Constantin Hering[54]

Constantin Hering studierte in Leipzig Medizin. Als besonders begabter Student erhielt er von seinem Dozenten die Aufgabe, eine Abhandlung über den „Irrweg“ der Homöopathie zu verfassen. Je mehr sich Hering mit dieser neuen Heilmethode beschäftigte, desto interessanter erschien sie ihm jedoch. Als er sich bei einer Sektion die Hand verletzte und sich die Verletzung entzündete, bewahrte ihn nur die Behandlung eines Freundes mit einem homöopathischen Mittel vor der Amputation. Von da an bekannte sich Hering offen zur Homöopathie. Nach Abschluss des Studiums erhielt er die Gelegenheit, 1827 an einer Expedition nach Südamerika teilzunehmen. In Surinam sollte er zoologische Untersuchungen durchführen. Parallel dazu führte er homöopathische Studien durch, darunter unter anderem die Prüfung des Giftes der Buschmeisterschlange. Mit dieser Prüfung führte Hering das erste Tiergift in die homöopathische *Materia medica* ein. Lachesis muta ist heute eines der wichtigsten homöopathischen Arzneimittel.

Hering kehrte nicht nach Deutschland zurück, sondern sein Weg führte ihn in die USA. 1833 ließ er sich in Philadelphia nieder. Dort war er einer der Mitgründer des „Homoeopathic Medical College“, eines der damals bedeutendsten homöopathischen Lehrinstitute. Er unterrichtete viel, behandelte Patienten und führte unermüdlich weitere Arzneimittelprüfungen durch. So war er wesentlich beteiligt an der Blütezeit der Homöopathie in den USA am Ende des 19. Jahrhunderts. Constantin Hering starb am 23. Juli 1880. Eines seiner in Deutschland verbreitetsten Bücher ist sein *Homöopathischer Hausarzt*, ein Buch, das auch heute noch anregend zu lesen ist.

[54] vgl. Martin Schmitz (Hrsg.) „Strömungen der Homöopathie – Konzepte, Lehrer, Verbreitung” Essen 2002 S. 35 ff

3.4.8 James Tyler Kent (1849 – 1916)[55]

In Amerika breitete sich der reine Hahnemannismus mit seiner mehr phänomenologischen Ausrichtung schnell aus. Die führende Persönlichkeit war James Tyler Kent. Er stammte aus Woodhull im Staat New York. Kent studierte Medizin am „Eclectic Medical Institut" in Cincinnati, Ohio. Dort machte er im Jahr 1871 sein Examen. Seine homöopathische Ausbildung erhielt er am „Homoeopathic Medical College, Missouri" in St. Louis, wo er 1889 das Diplom des Instituts ablegte. Kent arbeitete zunächst als praktischer Arzt in St. Louis. Im Alter von 26 Jahren heiratete er seine erste Frau. 1877, im Alter von 28 Jahren erhielt er den Posten als Anatomieprofessor am „American College" in St. Louis. Durch die therapieresistente Erkrankung seiner Frau kam er erstmals mit der Homöopathie in Berührung, und es gelang dem homöopathischen Arzt Dr. Phelan, die Gesundheit von Kents Frau innerhalb sehr kurzer Zeit wiederherzustellen.

Kent wurde nach dem Studium der Homöopathie zu einem ihrer brillantesten Verfechter. Nach dem Tod seiner ersten Frau studierte er die Werke Swedenborgs, einem Universalgelehrten und damals bedeutenden Naturwissenschaftler mit visionären Erlebnissen, und schloss sich dieser Bewegung an. Er hoffte so, Einblicke in die Probleme von Krankheit und Heilung zu finden. Die Beschäftigung mit dieser Thematik regte ihn an, eine lehr- und praktizierbare Methode des Symptomenstudiums und der Similefindung in der Homöopathie zu erarbeiten. Seine großen Schriften sind die *Lectures on Homoeopathic Materia Medica, Lectures on Homoeopathic Philosophy* und *The Repertory of Homoeopathic Materia Medica*. Letzteres Werk ist als das *Kent'sche Repertorium* auch bei uns bekannt geworden. Es wurde von späteren Homöopathen weiter ausgebaut und vervollständigt und war lange Zeit das von den meisten klassischen Homöopathen benutzte Repertorium. Auf seiner Grundlage wurden später umfassendere Repertorien geschaffen zum Beispiel *Synthesis* oder das *Complete Repertory*.

[55] vgl. Martin Schmitz (Hrsg.) " Strömungen der Homöopathie" Essen 2002 S. 35 ff

Kent starb am 6. Juni 1916 im Alter von 67 Jahren. Er hatte Hahnemann nie kennen gelernt. Da die sechste Auflage des *Organon der Heilkunst* erst in den 50er Jahren des 20. Jahrhunderts veröffentlicht wurde, konnte Kent, wie schon erwähnt, von Hahnemanns Entwicklung der Q-Potenzen nicht wissen und arbeitete mit extrem hohen C-Potenzen. Kent übte einen tief greifenden Einfluss auf die weitere Entwicklung der Homöopathie auch in Europa aus. Trotz großer Rückschläge durch die atemberaubenden Entwicklungen der modernen Pharmakotherapie und der übrigen Errungenschaften der naturwissenschaftlich orientierten Medizin, hat die Homöopathie – auch in ihrer „klassischen Richtung" – bis heute überlebt, ja sie erfährt gerade heute, wo sich auch die Schattenseiten dieser (Schul-)Medizin deutlich zeigen, einen Aufschwung, wie auch andere ganzheitliche Heilmethoden.

3.4.9 Naturwissenschaftlich-kritische Homöopathie

Wie schon weiter oben beschrieben, übten Schüler Hahnemanns schon zu seinen Lebzeiten Kritik vor allem an der Verwendung der Hochpotenzen, aber auch an der Psoralehre. Einer der führenden Köpfe dieser Gruppe war Moritz Schmidt. Die Gruppe bezeichnete sich gern als „Freie Homöopathen" und versuchte, eine Brücke zu der sich rasant entwickelnden Schulmedizin zu schlagen und deren moderne Erkenntnisse zumindest teilweise in die Homöopathie zu integrieren. Die naturwissenschaftlich-kritischen Homöopathen benutzten meist sehr niedrige Potenzierungen, weil sie es für erwiesen hielten, dass Potenzierungen jenseits der Loschsmidt'schen Zahl, der D 23, wirkungslos sind, da sie kein Molekül der Ausgangssubstanz mehr enthalten. Hahnenmanns Auffassung einer „Dynamisierung" von Arzneien in derartig hohen Potenzen hielten sie für wissenschaftlich überholt und nicht haltbar. Auch die breite Verwendung der D-Potenzen geht auf einen „Spezifiker" der kritischen Richtung zurück.

Ursprünglich von Constantin Hering bei der Verreibung von Schlangengift angewandt, plädierte 1836 der homöopathische Arzt Bruno Albert Vehseeyer für die Einführung der D-Potenzen, die dann schnell von den naturwissenschaftlich-kritischen Ärzten übernommen wurden. Die naturwissenschaftlich-kritisch ausgerichteten Ärzte lehnten sich bei der Verordnung hauptsächlich an Krankheitsnamen und klinische Syndrome an. Es gab erfahrungsbedingte Empfehlungen für bestimmte Krankheiten. Hier seien nur einige Ärzte dieser Richtung genannt, zum Beispiel Theodor von Bakody, Hans Wapler und Alfons Stiegle.

3.4.10 Die Arndt-Schulz'sche Reizregel

Ende des 19. Jahrhunderts wurde von dem Greifswalder Psychiater Rudolf Arndt und dem Pharmakologen Hugo Schulz die Arndt-Schulz'sche Reizregel aufgestellt, die lautet: *„Kleine Reize fachen die Lebenstätigkeit an, mittelstarke fördern sie, starke hemmen sie und stärkste heben sie auf.“*[56]

Beide Wissenschaftler betonten, dass es sehr auf den individuellen Fall ankomme, was sich als starker, mittlerer und schwacher Reiz erweise. Die Arndt-Schulz'sche Reizregel stellt eine Brücke dar zur Homöopathie, besonders zu ihrer naturwissenschaftlich-kritischen Richtung.

3.4.11 Die Frage der Wirksamkeit von Hochpotenzen

Auch zu Beginn des 21. Jahrhunderts ist die Wirkung der Hochpotenzen umstritten. Sie haben aber bis heute ihre Anhänger und immer wieder hört man von positiven Wirkungen sehr hoher Potenzen. Auch ich kann aus Erfahrung sagen, dass zum Beispiel die Q-Potenzen, wenn richtig gewählt, wirksam sind. Hier sei von einer Dame berichtet, die seit Jahren unter Kopfschmerzen gelitten hatte. Diese waren in einer Schmerzambulanz mit verschiedenen Methoden erfolgreich behandelt worden unter anderem mit Akupunktur. Als sie von mir wegen ihres Asthmas Q-Potenzen eines für sie passenden Mittels in steigenden Potenzgraden erhielt, trat anfänglich der alte Kopfschmerz in abgeschwächter Form wieder auf, um dann wieder zu verschwinden. Jedes Mal, wenn wir auf eine höhere Potenzstufe gingen, war das gleiche Phänomen zu beobachten, aber immer schwächer werdend.

[56] Pschyrembel a.a.O. S. 15; vgl auch Hickethier, Kurt, Dr. hc, „Heilwissen alter und neuester Schule“ Kemmenau 1982, S. 94ff

Es gibt inzwischen die unterschiedlichsten Versuche und Erklärungsmodelle zu diesem Thema. Als Beispiel sei hier folgender Bericht einer Studie der Universität Leipzig erwähnt: *„Eigentlich hatte die Pharmakologie-Professorin Karen Nieber beweisen wollen, dass Homöopathie unwirksam ist. Denn da ab der Potenz D 23 durch die homöopathische Verdünnung rein rechnerisch kein einziges Molekül der Urtinktur mehr vorhanden sein kann, darf da aus pharmakologischer Sicht auch nichts mehr wirken. Auf der Suche nach einer Versuchsanordnung, bei der man jedweden Placebo-Effekt ausschließen kann, kam sie auf folgende geniale Idee: Sie gab einen Rattendarm in eine Nährlösung und befestigte ihn über Organfäden so an einen Sensor, dass sie Verkürzungen des Darmes durch Krämpfe messen konnte. Dann gab sie in die Nährlösung ein Reizmittel (Atropin), das starke Krämpfe des Rattendarmes verursachte. Der Darm zog sich zusammen und die Waage zeigte stärkeren Zug an. Als sie dann Belladonna D 90 in die Nährlösung gab, entspannte der Darm wieder und die Waage zeigte weniger Zug an. Damit hatte sie aber den Beweis erbracht, dass Homöopathie auch ohne stoffliche Substanzen wirksam ist – und dafür im Jahre 2003 den mit € 10.000 dotierten Hans-Heinrich-Reckeweg-Preis erhalten. Die Fernsehsender ARD und ORF haben hierüber ausführlich berichtet.“*[57/58]

3.4.12 Vertreter der Klassischen Homöopathie nach dem Zweiten Weltkrieg

Pierre Schmidt, geboren 1894 und gestorben 1987, stammte aus der Schweiz. Er reiste nach dem Medizinstudium nach Amerika, um Kent kennen zu lernen und bei ihm die Homöopathie zu erlernen. Da Kent zu diesem Zeitpunkt bereits gestorben war, studierte Schmidt bei dessen Schülern und ließ sich 1921 in Genf nieder, wo er die klassische Homöopathie praktizierte und zusammen mit seiner Frau, der Apothekerin Dora Nagel, ein Labor zur Herstellung von Hochpotenzen bis MM (C 1 000 000) gründete, das heute noch existiert. Sein bekanntester Schüler ist Jost Künzli von Fimmelsberg (1915 bis 1992).

[57] http://www.quantec.ch/deutsch/biokommunikation/biokommunikation_homoeopathie_quantec.html
[58] vgl. auch Jacobi a.a.O. S. 80 ff

In Österreich begründete Matthias Dorcsi (1923 bis 2001) die „Wiener Schule der Homöopathie". Ihm ging es vor allem darum, Ärzten die Anwendung der Homöopathie in der Klinik zu ermöglichen. Er arbeitete auch mit „bewährten Indikationen", das heißt Symptomenkonstellationen, für die sich relativ schnell in der Praxis bewährte Mittel finden lassen. Dorcsi unterschied unterschiedliche Schichten der Ähnlichkeit, für die er unterschiedliche Potenzen empfahl. Ihm war es ein wichtiges Anliegen, dass alle Homöopathen harmonisch zusammenarbeiteten, ungeachtet ihrer speziellen Ausrichtung.

Heute lebende Homöopathen sind unter anderem der Mexikaner Proceso Sanchez Ortega (geboren 1919), der sich intensiv mit Hahnemanns *Chronischen Erkrankungen* auseinander gesetzt und eine eigene Miasmenlehre begründet hat, der Grieche Georgos Vithoulkas (geboren 1932) und der Inder Rajan Sankaran (geboren 1960).

Mit den Fortschritten der modernen Physik gibt es heute durchaus Erklärungsmodelle für die in der Praxis immer wieder erfahrene Wirkung der Hochpotenzen. Hahnemanns Impuls lebt auch 160 Jahre nach seinem Tod weiter.

3.5 Erfahrungsberichte zur Homöopathie

3.5.1 Beispiel 1

Dass die von Hahnemann im *Organon* niedergelegten Anweisungen auch in verzweifelten Fällen helfen können, zeigt folgendes Beispiel von Dr. Spinedi, dessen Frau durch Dr. Jost Künzli von Fimmelsberg behandelt wurde, als sie an einem Wochenbettfieber erkrankte: *„Meine endgültige Konversion zur Homöopathie fand aber statt, als meine Frau vor 12 Jahren, anläßlich eines Kaiserschnittes, eine Sepsis mit 42 Grad Fieber entwickelte. Im dortigen Spital schlug man vor: Kortisonbehandlung und Dreier-Kombination Antibiotika. Verzweifelt rief ich Dr. Künzli an und bat um Rat. Seine knappe Antwort: ‚Nehmen Sie Ihre Frau nach Hause, setzen sie alle Medikamente ab und warten sie auf die Symptome. Dann berichten*

Sie mir.' Ich stand nun da vor dem vereinigten Ärztekonsilium und dem Professor, wo mich alle wie einen Mörder anschauten und verurteilten. Man mußte das übliche Formular ausfüllen, daß die ganze Verantwortung für dieses Vorhaben auf mich falle, falls der Frau etwas passieren sollte – und für sie war klar, daß das Schlimmste eintreten würde: man hätte mir dann die ärztliche Tätigkeit verbieten können. Mein Vertrauen in Dr. Künzli war aber inzwischen sosehr angewachsen, daß ich ohne Zögern unterschrieb und mit Hilfe eines Nachbarn trugen wir die hochfiebernde Frau, die an starkem Schüttelfrost litt, inklusive den angeschlossenen Schläuchen und Flaschen, nach Hause. Das neugeborene Kind sollte man laut Ratschlag von Dr. Künzli trotz allem zum Stillen anlegen. Was nun? Ich sollte auf Symptome warten. Aber welche? Der Himmel kam mir entgegen: Ich beobachtete im Laufe der Zeit, daß meine Frau anfing zu husten, jedesmal wenn ich das Zimmer betrat. Als ich dies bemerkte, rief ich sofort Dr. Künzli an, der mir telefonisch riet, ihr Phosphor C 30 zu geben (erst später entdeckte ich im Repertorium die Rubrik: ‚Hustet jedes Mal wenn jemand das Zimmer betritt' – allein mit Phosphor darin). Moral der Geschichte: Am nächsten Tag war meine Frau fieberfrei. Nach zwei Tagen entfernte ich die Drainageschläuche aus der Wunde und am dritten Tag die Klammern.

Die Überraschung im Spital war groß, als meine Frau am dritten Tag persönlich anrief und fragte, wann sie kommen solle, um die Flaschen zurückzubringen. Eine andere Frau, die mit meiner Gattin im Spital war und auch eine Sepsis nach Kaiserschnitt hatte, rief vier Wochen später bei uns zuhause an, weinend und verzweifelt, weil sie trotz Kortison und Antibiotika immer noch schwerkrank sei.“[59]

3.5.2 Beispiel 2

Ein weiteres Beispiel kommt aus der Praxis von Dr. Voegeli, der eine Gürtelrose, ein sehr schmerzhaftes Hautleiden, mit LM-Potenzen (50 000 Potenzen) behandelte: *„Fall 72: Frau B. E., 89-jährig, hatte vor 14 Jahren einen Herpes zoster der rechten Brustseite und leidet seither an heftigen*

[59] Dario Spinedi „Laudatio zum Tode von Dr. Jost Künzli v. Fimmelsberg“ in „Documenta Homoeopathica“ Hersg . Ludwig-Boltzmanninstitut für Homöopathie, Wien München, Bern 1992 S.1 ff

brennenden Schmerzen in dieser Gegend, die sie nachts nicht schlafen lassen. Die Haut ist im höchsten Grade überempfindlich, die Patientin erträgt nicht die geringste Berührung, ohne aufzuschreien, ja selbst der Kleiderdruck belästigt sie ständig in erheblichem Maße. Trotz jahrelanger Behandlung bisher kein Dauererfolg. Endlich, nach 14 Jahren, erfuhr sie von der Homöopathie.

Hep. su1fur., 1000. Potenz, ausgewählt auf Grund der Symptome, ergab eine bedeutende Besserung, aber noch keine Heilung, während Graphit in 6. LM, das 14 Tage später gegeben wurde, zum vollständigen Verschwinden der Schmerzen, der Überempfindlichkeit sowie der begleitenden Verstopfung führte, welche die Patientin 20 Jahre auch noch geplagt hatte. Also völlige Heilung eines so lästigen Leidens nach 14-jähriger Dauer!“[60]

3.5.3 Beispiel 3

Ein weiters Beispiel kommt aus der eigenen Praxis: Ein 26-jähriger Mann, dessen Freundin das erste Kind von ihm geboren hat, erkrankte mit einer schmerzhaften Angina. Der Rachen war stark gerötet, es bestand Druck im Hals und krampfartige Schluckbeschwerden. Er beschäftigte sich selbst mit der Homöopathie und hatte schon einige Mittel, leider ohne Erfolg, genommen. Eine Gabe Ignatia C 200 brachte innerhalb von Stunden eine vollständige Besserung.

Dies ist ein Beispiel für die Wichtigkeit der Berücksichtigung des Gemütszustandes bei der homöopathischen Verordnung. In diesem Fall bereitete dem Mann das erste Kind große Sorgen, um nicht zu sagen Kummer. Er fühlte Abschiedsschmerz von den unbeschwerten Jugendjahren.

[60] Adolf Voegeli „Heilkunst in neuer Sicht“ Ulm 1978 S. 197

Die Biochemie nach Dr. Wilhelm Heinrich Schüßler

4 Die Biochemie nach Dr. Wilhelm Heinrich Schüßler

4. 1 Die Medizin im 19. Jahrhundert

Um die Mitte des 19. Jahrhunderts, genau die Zeit, in die die Lebensspanne von Dr. Wilhelm Heinrich Schüßler fällt, gab es eine bedeutende geistige Wende in Europa. Die idealistische Philosophie, die ihren Höhepunkt in den Werken Schellings und Hegels gefunden hatte, und die romantischen naturphilosophischen Bertrachtungsweisen wurden durch eine mehr der materiellen Welt und ihren Gesetzen zugewandten Haltung abgelöst. Etwa um 1850 begann eine Zeit ungeahnter technischer Entwicklungen und wissenschaftlicher Entdeckungen, die das Bild vom Menschen und die Medizin von Grund auf veränderten.

4.1.1 Theodor Schwann (1810 – 1882)[61]

1839 erkannte der Belgier Friedrich Schwann durch seine mikroskopischen Untersuchungen die Zelle als elementare Grundlage des pflanzlichen und tierischen Körpers und erforschte die Muskelkontraktion und die Struktur der Nervenzellen. Er prägte den Begriff „Metabolismus", um die chemischen Umwandlungen in den Zellen zu beschreiben. Schwann gilt heute als Begründer der modernen Histologie.

4.1.2 Friedrich Wöhler (1800 – 1882)[62]

Wöhler studierte Medizin und Chemie und gilt als Pionier der organischen Chemie. Im Jahr 1828 gelang ihm die Synthese von Harnstoff aus Ammoniumcyanat. Die Harnstoffsynthese eröffnete das Feld der Biochemie, da zum ersten Mal ein Stoff, der bisher nur von lebenden Organismen bekannt war, aus „unbelebter" Materie erzeugt werden

[61] http://de.wikipedia.org/wiki/Theodor_Schwann
[62] vgl. http://de.wikipedia.org/wiki/Friedrich_Woehler"

konnte. Diese Invitro-Synthese widerlegte die Theorie des Vitalismus, eine transzendente Lebenskraft (vis vitalis) sei zur Erzeugung organischer Stoffe unabdingbar.

4.1.3 Justus Liebig (1803 – 1873)[63]

Justus Liebig war Chemiker. In einer Vielzahl von Einzeluntersuchungen, die sich mit unterschiedlichsten Aspekten der Chemie befassten, gelang ihm die Entdeckung bzw. Darstellung vieler wichtiger Substanzen. Die von Liebig entwickelten Methoden zur Elementaranalyse erlauben, den Kohlenstoff-, Wasserstoff- und Sauerstoffgehalt organischer Verbindungen quantitativ zu bestimmen. Somit war die Identifikation der chemischen Bestandteile einer organischen Substanz sowie deren Mengenverhältnisse möglich. Vor allem seine Arbeiten zu landwirtschaftlichen Aspekten der Chemie waren bahnbrechend. Liebig erkannte, dass die damals häufigen Missernten auf den Mangel an Mineralsalzen im Boden zurückzuführen waren und dass der Ertrag von der Menge des Nährstoffes abhängt, von dem am wenigsten im Boden vorhanden ist. Diese Erkenntnisse hat Liebig in einem berühmt gewordenen Buch *Die organische Chemie in ihrer Anwendung auf Agrikulturchemie und Physiologie* zusammengefasst.

4.1.4 Jakob Moleschott (1822 -1893)[64]

Der erste entschiedene Materialist in Deutschland war Jakob Moleschott, der 1822 in Holland geboren wurde. Er war Dozent in Heidelberg, das er wegen seines Atheismus verlassen musste, später Professor in Zürich, Turin und Rom, wo er 1893 starb. Er legte in seinem berühmten Buch *Der Kreislauf des Lebens*, das 1852 erstmals und 1876 in der 5. Auflage erschien, den Gedanken von der Erhaltung der Kraft im Kreislauf der Natur in rein stofflichem Sinne aus. Wenn der Bergmann im Schweiße seines Angesichts phosphorsauren Kalk aus der Erde holt, der Bauer mit ihm seinen Weizen düngt, so denkt er nicht daran, dass er damit nicht

[63] vgl.www.jahr-der-chemie.de
[64] vgl Karl Vorländer „ Geschichte der Philosophie“ 1902 (www.textlog.de/6543.htm)

bloß den Körper, sondern letzten Endes auch das Gehirn des Menschen nährt. „Ohne Phosphor kein Gedanke!“, so Moleschott. Mit dem Stoff sei das Leben, mit dem Leben das Denken, mit dem Denken der Wille, das Leben besser und glücklicher zu machen, verbunden.

Vermöchten die Menschen daher, ihrem Gehirn die besten Stoffe zuzuführen, so würden auch Denken und Wollen ihre höchste Entwicklung erreichen und die soziale Frage ihre Lösung finden. Der Mensch sei die Summe von Eltern und Amme, Ort und Zeit, Luft und Wetter, Schall und Licht, Kost und Kleidung, kurz: durch äußere Einflüsse durchaus bedingt. Die Naturforschung sei daher der Prometheus der Zeit, die Chemie die höchste Wissenschaft.

Gegen Ende seines Lebens betonte Moleschott übrigens, dass er, da der Stoff nie ohne Kraft (Geist) zu denken sei, eigentlich eine „unteilbare Zweieinigkeit“, also Monismus, nicht Materialismus lehre. Moleschott beeinflusste Schüßler tief.

4.1.5 Rudolf Ludwig Karl Virchow (1821 – 1902)[65]

Virchow gilt bis heute als Inbegriff des deutschen Mediziners und Wissenschaftlers des 19. Jahrhunderts und „Papst der Berliner Medizin“. Ein berühmter Satz Virchows lautet: „Jede Zelle kann nur aus einer anderen Zelle entstehen (Omnis cellula e cellula)“. Mit dieser grundlegenden Erkenntnis begründete er die Zellularpathologie und damit den Grundstein der modernen Medizin. Nach dem morphologischen Gedanken der Zellularpathologie kann nicht der ganze Körper erkranken, sondern immer nur einzelne Zellen oder Zellgruppen – damit objektivierte Virchow als Erster den Begriff der Krankheit. Virchow leistete Außergewöhnliches auf den unterschiedlichsten Gebieten wie Anatomie, Anthropologie, Ethnologie, Histologie, Pathologie, Philosophie, Sozialwesen, Technik und Kommunalpolitik. Als zu seinem 80. Geburtstag ein Titelverzeichnis zusammengestellt wurde, wurde es ein Werk von 118 Seiten. 800 seiner Arbeiten waren rein medizinischen, 1150 anthropologischen Themen

[65] vgl www.onmeda.de/lexika/persoenlichkeiten/virchow.html

gewidmet, wobei die Zahl seiner Vorträge und Aufsätze auf anderen Fachgebieten nicht bekannt ist.

Auf kommunalhygienischem Gebiet setzte sich Virchow nachdrücklich für Verbesserungen der Gesundheitsfürsorge ein. Er führte 1877 die obligatorische Fleischbeschau ein, initiierte die ersten vier städtischen Krankenhäuser Berlins sowie das System der Wasserversorgung und Abwasserbeseitigung der Stadt. Er begleitete Heinrich Schliemann bei dessen Ausgrabungen von Troja, gründete und leitete die Deutsche Anthroplogische und die Deutsche Pathologische Gesellschaft. Er besaß Mitgliedschaften verschiedener ausländischer Akademien und Gesellschaften, war vielfacher Ehrendoktor und Ehrenbürger Berlins. Auch seine politische Laufbahn ist für einen Wissenschaftler ungewöhnlich: 1859 wurde Virchow Berliner Stadtverordneter; er war Mitbegründer der Fortschrittspartei und wurde 1860 in den Preußischen Landtag gewählt. Von 1880 bis 1893 war er zudem Mitglied des Preußischen Abgeordnetenhauses (1861) und des Deutschen Reichstages.

4.1.6 Ignaz Philipp Semmelweis (1818 – 1865)[66]

Der aus Budapest stammende Gynäkologe war ein Vorkämpfer für die Antisepsis. Er entdeckte die Ursache des Kindbettfiebers, eine von hohem Fieber begleitete eitrige Infektion, die vorwiegend im Bereich der Geburtswunde auftritt. Man nannte sie „Frauentod aus Männerhand“, da sie fast durchweg durch die Übertragung von Krankheitskeimen bei der Untersuchung durch die Hand des Arztes entstand. In manchen Kliniken starben daran über 90 Prozent der Wöchnerinnen! Semmelweis führte die Händedesinfektion ein und reduzierte damit die Zahl der Erkrankungen drastisch. Doch statt Anerkennung erntete er die Feindschaft seiner Fachkollegen. Die Bestätigung seiner Erkenntnis erlebte er nicht mehr, da er mit 47 Jahren an einer endogenen Psychose erkrankte und an einer Wundinfektion verstarb.

[66] vgl. www.nmeda.de/lexika/persoenlichkeiten/semmelweis.html

4.1.7 Louis Pasteur (1822 – 1895)[67]

Pasteur war kein Arzt, sondern Physiker und vor allem Chemiker. Er legte die Fundamente für die Entwicklung der Biologie und Biochemie, für die Mikrobiologie und Immunologie und hatte entscheidenden Einfluss auf die Entwicklung der modernen Medizin. Durch umfangreiche Untersuchungen über Fäulnis und Verwesung gelangte er 1863 zu der Einsicht, dass hier kleinste, einzellige Lebewesen am Werk sind, die sich nur bei Abwesenheit von Sauerstoff durch Spaltung (aus sich selbst heraus) vermehren. Unter Luftzufuhr erfolge die Verwesung, also Zersetzung, besonders der Eiweißstoffe. Pasteur bezeichnete die winzigen, kugel-, schrauben- oder stäbchenförmigen Mikroorganismen „Spaltpilze". Später wurden sie „Bakterien" oder „Mikroben" genannt. Pasteur entdeckte auch, dass sich diese Bakterien durch Wärmebehandlung vernichten lassen.

Nach ihm ist das Verfahren der Pasteurisierung, das zum Beispiel bei Milch angwandt wird, benannt, bei dem gefährliche Krankheitserreger durch Erhitzen vernichtet werden und sich die Haltbarkeit erhöht. Im Verlaufe seiner Forschungen gelangte Pasteur zu der Auffassung, dass auch gewisse Krankheiten durch Bakterien hervorgerufen würden.

4.1.8 Robert Koch (1843 – 1910)[68]

Robert Koch war Mediziner. Er bewies, dass die sich verheerend auswirkenden Infektionskrankheiten Cholera, Milzbrand, Tuberkulose und Malaria, denen die Ärzteschaft bis dahin machtlos gegenüberstand, durch Bakterien verursacht werden. 1905 erhielt Koch den Nobelpreis für Medizin und Physiologie.

[67] vgl. www.onmeda.de/lexika/persoenlichkeiten/virchow.html
[68] vgl. http: //www.onmeda.de/lexika/persoenlichkeiten/koch. html

4.1.9 Emil von Behring (1854- 1934)[69]

Behring entwickelte das erste wirksame Heilserum gegen Diphtherie und erhielt 1901 für die Entdeckung der Antikörper, wodurch die Entwicklung von Impfstoffen möglich wurde, den ersten Nobelpreis für Medizin. Dr. Schüßler hat zu der Behandlung mit dem von Behring entwickelten Serum Stellung genommen.

4.2 Die Biografie von Dr. Wilhelm Heinrich Schüßler

4.2.1 Die Familie Schüßler

Wilhelm Heinrich Schüßler kam am 21. August 1821 in Zwischenahn im damaligen Großherzogtum Oldenburg zur Welt. Er war das dritte von fünf Kindern des Amtseinnehmers für das Amt Zwischenahn und seiner Frau Margarete Catharina, geborene Hedden. Biographische Angaben über Schüßlers Jugend-, Schul- und Studienzeit sind kaum vorhanden. Die Familie zog 1828 nach Berne an der Weser, wo der Vater wieder als Amtseinnehmer tätig war. Er wurde aber wegen Unterschlagung von Geldern, die ihm in seiner Eigenschaft als Amtseinnehmer in Zwischenahn und Berne anvertraut waren, verhaftet und am 28. Oktober 1834 zu einer Strafe von fünf Jahren Arbeitshaus verurteilt. Später scheint er sich als Musiklehrer betätigt zu haben.

Nach der Verurteilung des Vaters zog die Familie nach Oldenburg. Der Vater starb 1853, die Mutter 1856. Zur Verwandtschaft der Familie Schüßler sollen auch bedeutende Oldenburger Familien gehört haben, so die Bremer Kaufmannsfamilie Lüderitz.[70]

4.2.2 Schul- und Jugendzeit

Zum Zeitpunkt der Verurteilung des Vaters war Wilhelm Heinrich Schüßler 14 Jahre alt. Die Familie muss damals in arge Bedrängnis

[69] vgl. http://www.onmeda.de/lexika/persoenlichkeiten/behring.html

[70] vgl. Jürgen W. Ulpts, „Die Geschichte der Naturheilweise Biochemie", Oldenburg 1998 S. 10

gekommen sein. Nach dem Schulbesuch, also etwa ab 1835, soll sich Schüßler intensiv mit fremden Sprachen beschäftigt haben. Auch soll er sich in dieser Zeit als Amtsschreiber und Sprachlehrer betätigt haben, wahrscheinlich um sich finanziell über Wasser zu halten, denn von der Mutter konnte er sicher kaum finanzielle Unterstützung erwarten, solange der Vater im Gefängnis saß. Von einem Freund soll Schüßler auf die Homöopathie aufmerksam gemacht worden sein. Er hatte wohl für sich erwogen, als homöopathischer Laienbehandler tätig zu werden.

4.2.3 Studienzeit

Auf Drängen seines Bruders Ernst Georg Theodor Schüßler, der inzwischen Rechtsanwalt geworden war, begann Wilhelm Heinrich 1852 mit dem Studium der Medizin in Paris. Das Abitur, das ihm fehlte, benötigte er für die Aufnahme seines Studium damals wohl nicht. Der Bruder hatte zu den Oldenburger Bürgern gehört, die eine Petition zur Einführung der Homöopathie an den Landtag gerichtet hatten, und wollte, dass Wilhelm Heinrich nach Abschluss des Studiums in Oldenburg als homöopathischer Arzt tätig würde. Vielleicht war ein Grund dafür, Paris als ersten Studienort zu wählen, dass hier Samuel Hahnemann die letzten Jahre seines Lebens gewirkt hatte. Schüßler begann seine Studien sieben Jahre nach Hahnemanns Tod. Bereits ein Jahr später wechselte er nach Berlin, mitten in den beginnenden Umbruch der Medizin, was ihn nachdrücklich prägte. Allerdings soll es noch viele Professoren gegeben haben, die die alten naturphilosophischen Ansichten vortrugen. Ein weiteres Jahr später verließ Schüßler Berlin wieder und wandte sich nach Gießen, wo er 1855 promovierte. Nachdem Schüßler nicht zur Staatsprüfung in Oldenburg zugelassen worden war – wahrscheinlich weil er nicht die geforderte Mindeststudienzeit vorweisen konnte – ging er für zwei weitere Semester nach Prag, wo bekannte Lehrer der Homöopathie wirkten. Die dortige medizinische Fakultät hatte einen sehr guten Ruf.

4.2.4 Die medizinische Staatsprüfung und die Konzession zur Praxisgründung

Am 18. Septemter 1855 bewarb sich Schüßler bei der Regierung des Großherzogtums Oldenburg um die Zulassung zur medizinischen Staatsprüfung. Die Regierung lehnte sein Gesuch mit der Begründung ab, ihm fehle das Abitur und er könne keine Studienzeit von vier Jahren vorweisen. Auch seien seine Promotionsunterlagen nicht auffindbar. Daraufhin bat Schüßler um die Befreiung vom Maturitätsexamen. Auch dies wurde ihm verweigert und man verlangte, dass er die Maturitätsprüfung in Oldenburg ablegen solle. Am 4. März 1857 erhielt er das Reifezeugnis vom „alten Gymnasium“ in Oldenburg und konnte am 12. August 1857 vor dem Collegium medico, der medizinischen Prüfungsbehörde, sein medizinisches Examen ablegen.

Nun musste sich Schüßler noch um die Konzession zur Niederlassung als homöopathischer Arzt in der Stadt Oldenburg bemühen. 309 Oldenburger Bürger unterschrieben eine Petition an den Stadtrat, Schüßler als homöopathischen Arzt zuzulassen. Die Petition war erfolgreich und am 14. August 1857 erhielt Schüßler die Erlaubnis, sich in der Stadt Oldenburg als homöopathischer Arzt niederzulassen.

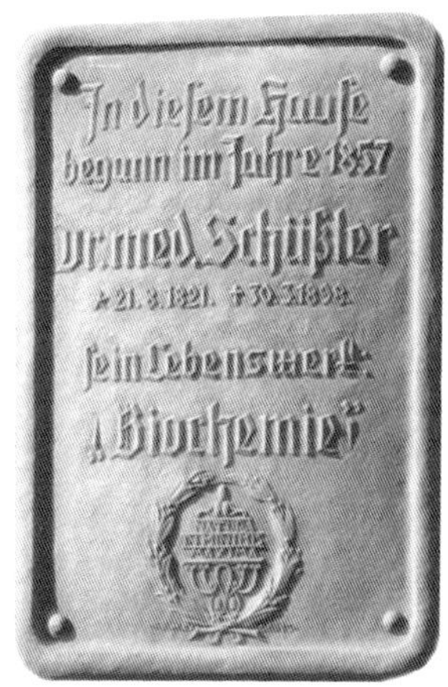
In diesem Hause
begann im Jahre 1857
Dr. med. Schüßler
sein Lebenswerk:
„Biochemie“
Gedenktafel in Oldenburg

4.2.5 Schüßler als homöopathischer Arzt (1858 – 1872)

Nach seiner Approbation behandelte Schüßler seine Patienten nach den Lehren der Homöopathie. Seine Praxis soll sich in der Kurwickstraße 24 befunden haben. Es ist nicht bekannt, dass er sich ausdrücklich zu den kritischen Anhängern bekannte. Als homöopathischer Arzt wurde

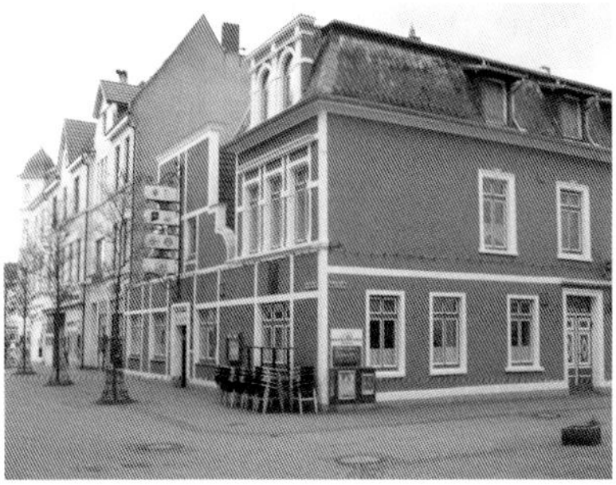

Haus in der Kurwickstraße

er von den allopathisch orientierten Kollegen geächtet. Im Oktober 1861 trat er dem „Homöopathischen Zentralverein“ bei, den er 1876 wieder verließ. Schüßler trat schon in diesen Jahren als Verfasser von Streitschriften zu Gunsten der Homöopathie hervor. So verfasste er beispielweise einen offenen Brief an Professor Bock aus Leipzig, der die Homöopathie lächerlich machte. Allerdings zeigte sich schon hier sein Hang zur Polemik gegenüber seinen Gegnern. 1863 erschien seine Schrift *Populäre Darstellung des Wesens der Homöopathie.* Auch in der *AHZ* fanden sich häufig Beiträge Schüßlers, so 1861 die *Heilungsgeschichte von Venengeschwülsten.*[71]

Im gleichen Jahr erschien seine Broschüre *Wie urteilt Oldenburg über die Homöopathie?* Hier zeigte sich bereits eine kritische Einstellung zur Hahnemannschen Lehre. Schüßler glaubte nämlich, eine Arzneimittelprüfung am Gesunden habe nur dann eine Bedeutung, wenn der Körper des Prüfers zur Zeit der Arzneimittelprüfung für die betreffende Krankheit disponiert sei. Die in dieser Zeit in Oldenburg besonders stark grassierende Diphtherie behandelte er, wie übrigens viele homöopathische Ärzte, sehr erfolgreich homöopathisch ohne örtliche Eingriffe, während die allopathisch arbeitenden Kollegen häufig bei Auftreten von Croup (Kehlkopfdiphtherie) Luftröhrenschnitte durchführen mussten. *„Auch Fragen nach neuen Arzneimitteln sind häufig in diesen Jahren. Schüßlers große Leidenschaft in den Jahren bis 1872/73 war die homöopathische Arzneimittellehre. Abend für Abend vertiefte er sich in die damals zugängliche Literatur. Das Ergebnis seiner Überlegungen fand dann seinen Niederschlag in einer Reihe von Artikeln in der Fachpresse, also in der Allgemeinen Homöopathischen Zeitung, die in einfacher Symptomatik eine Reihe von Arzneimitteln behandelten.*

[71] Jürgen W. Ulpts,. a.a.O. S. 35

Der Titel lautete: ‚Beiträge zur Erreichung des Studiums und Erkenntnis unserer Arzneimittellehre'. Nux vomica, Bryonia und Aconitum waren die ersten Arzneibilder. Schüßler ging aber noch weiter und trug sich mit dem Gedanken, in gleicher Weise alle vorhandenen homöopathischen Arzneimittel abzuhandeln und geschlossen als Buch herauszugeben. Er wollte dieses umfangreiche Werk – dem Brauch der damaligen Zeit entsprechend – in Lieferungen herausbringen, fand jedoch keinen Verleger in Leipzig. So wurde das Buch ‚Physiologische therapeutische Darstellungen der Arzneimittelwirkungen' nicht gedruckt."[72]

Aus diesen Ausführungen ist unschwer erkennen, dass es Schüßler hier mehr auf die physiologischen Wirkungen der homöopathischen Arzneimittel ankommt, was ihn sicherlich nicht unbedingt als reinen Hahnemannianer kennzeichnet.

4.2.6 Entwicklung des eigenen Heilsystems – Biochemie

Zwei Dinge beeinflussten Schüßler maßgeblich: die Unzufriedenheit mit der immer undurchschaubarer werdenden homöopathischen Materia medica und die neuen Erkenntnisse der Naturwissenschaft. Hier sind besonders die Schriften von Jakob Moleschott, Rudolf Virchow und Justus Liebig zu nennen. Bei Letzterem ist es sogar möglich, dass Schüßler mit ihm schon während seines Studium in Gießen in Berührung kam.

Den entscheidenden Impuls zur Ausbildung seiner Biochemie verdankte er Moleschotts Worten. „*Der Bau und die Lebensfähigkeit der Organe sind durch die notwendigen Mengen der anorganischen Bestandteile bedingt. Und darin ist es begründet, daß die in den letzten Jahren erwachte Würdigung des Verhältnisses der anorganischen Stoffe zu den einzelnen Teilen des Körpers, die Würdigung, welche weder hochmüthig verschmäht, noch überschwänglich hofft, der Landwirtschaft und der Heilkunde eine glänzende Zukunft verspricht. Es lässt sich angesichts der eingreifenden Tatsachen nicht mehr bestreiten, daß die Stoffe, die bei der Verbrennung zurückbleiben, die sogenannten Aschenbestandteile, zu der inneren Zusammensetzung und*

[72] Günther Lindemann „Dr. med. Wilhelm Heinrich Schüßler", Oldenburg 1992 S. 46

damit zu der formgebenden und artbedingten Grundlage der Gewebe ebenso wesentlich gehören, wie die Stoffe, welche bei der Verbrennung verflüchtigen. Ohne leimgebende Grundlage kein wahrer Knochen, ebenso wenig ein wahrer Knochen ohne Knochenerde, ein Knorpel ohne Knorpelsalz, oder Blut ohne Eisen, Speichel ohne Chlorkalium. Aus Luft und Asche ist der Mensch gezeugt. Die Tätigkeit der Pflanzen rief ihn ins Leben. In Luft und Asche zerfällt der Leichnam, um durch die Pflanzenwelt in neuen Formen neue Kräfte zu entfalten!“[73]

Schüßler sagte dazu 1879: *„Obige Worte haben vor reichlich sechs Jahren in mir die Idee erregt, die betreffenden anorganischen Salze – und nur diese – zu Heilzwecken zu verwenden.*“[74]

Im Jahr 1873 schrieb Schüßler in einem Brief an den befreundeten Apotheker Markgraf in Leipzig, über den er auch seine potenzierten Arzneien erhielt: *„Ich werde hoffentlich noch in diesem Jahr zu beweisen imstande sein, daß man mit Kalk, Natrium, Kalium, Magnesia und Eisen in ihren Verbindungen mit Phosphorsäure, Schwefelsäure und Chlor sämtliche Krankheiten, welche überhaupt heilbar sind, auf diesem Wege heilen kann. Die Natrium-, Kalk- und Magnesium-Präparate, welche ich in dem letzten halben Jahr von Ihnen erhalten habe, sind von wunderbarer Wirkung.*“[75]

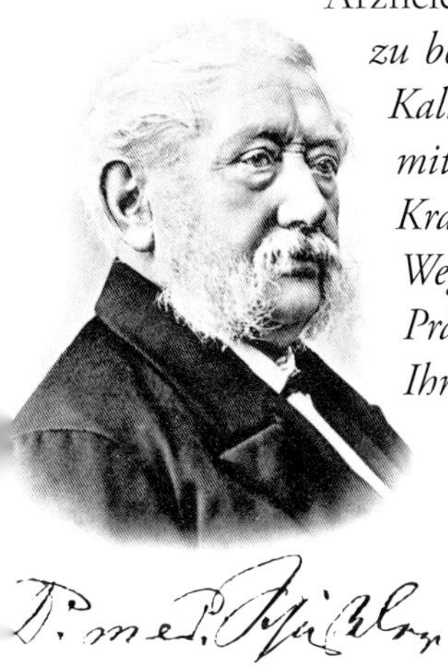

Schüßler konnte mit seinen potenzierten Mineralsalzen innerhalb kurzer Zeit reichliche Erfahrungen sammeln, da er eine sehr gut besuchte Praxis hatte.

4.2.7 Eine abgekürzte (homöopathische) Therapie

Zu diesem Zeitpunkt betrachtete sich Schüßler sicherlich noch als Homöopathen, denn er veröffentlichte seine Erkenntnisse im März 1873

[73] Dr. Schüßler „Eine Abgekürzte Therapie“ Oldenburg und Leipzig 1904 S. 1
[74] Dr. Schüßler a.a.O. S. 1
[75] Jürgen W. Ulpts a.a.O. S. 41

in der *AHZ* unter der Überschrift *Eine abgekürzte homöopathische Therapie.* Allerdings hatte er schon im Februar jenen Jahres Margraf gegenüber geäußert: *„Wenn mein neues Heilsystem später zur Anerkennung gelangt, wird die homöopathische Pharmazie überflüssig.“*[76] Man warf Schüßler vor, dass er zu dem Zeitpunkt, als er seine Heilweise vor den Homöopathen zur Diskussion stellte, noch viel zu wenig Erfahrungen mit seiner neuen Heilmethode besaß. Gerade Schüßler hätte wissen müssen, dass er von dieser Seite nicht die Zustimmung bekommen würde, hatte er doch selbst einige Jahre vorher in einer Schrift *Populäre Darstellung des Wesens der Homöopathie* gesagt: *„Es ist eine allbekannte Wahrheit, daß jeder, welcher der Öffentlichkeit eine neue Idee übergibt, die den eingewurzelten Anschauungen schnurgerade widerspricht, nicht allein Zweifel und Unglauben, sondern nicht selten sogar Haß und Verfolgungseifer von seiten derjenigen erregt, deren Fach eine Umgestaltung durch die Realisierung einer solchen Idee erleiden kann.“*[77]

Vielleicht hoffte er aber, auf diese Weise einige homöopathische Ärzte auf seine Seite ziehen zu können. Diese erste öffentliche Darlegung seiner neuen Heilmethode hatte fast keine Wirkung. Niemand wollte sich dazu äußern. Erst vier Wochen später bat ein Dr. Lorbacher aus Leipzig um ein „Indikationsschema“, um Schüßlers Angaben in seiner Praxis nachprüfen zu können. Er schrieb unter anderem: *„Ob die von Dr. Schüßler aufgestellte Therapie auf den Namen einen homöopathischen Anspruch stellen kann, ist auch eine noch zu erörternde Frage. Bis jetzt hat als homöopathisches Heilverfahren ein solches gegolten, welches nach dem Grundsatz ‚Similia Similibis' nur solche Mittel in Anwendung bringt, welche bei ihrer Prüfung am Gesunden Erscheinungen zu Tage gefördert haben, welche ein dem gegebenen Falle ähnliches Arzneikrankheitsbild darstellen. Allerdings sind noch nicht alle von den homöopathischen Ärzten angewendeten Mittel vollständig ausgeprüft, allein sie enthalten selbst in ihrer fragmentarischen Form wenigstens einige charakteristische Symptome, welche ihre Anwendung vom homöopathischen Standpunkt aus rechtfertigen. Von den von Dr. Schüßler empfohlenen Magnesia phopsh., Ferrum phophs., Kali sulph., Kali phosph.,*

[76] Jürgen W. Ulpts a.a.O. S. 41
[77] Jürgen W. Ulpts S. 35

Natrum phosp., Calcarea sulph., und Fluor. calc. besitzen wir auch nicht einmal Prüfungsfragmente. Es müßte also jedenfalls erst eine Prüfung dieser Mittel vorhergehen, ehe man sie als homöopathische anerkennen könnte. Ich will damit keineswegs einer geistlosen Symptomendeckerei, über deren Unzulänglichkeit alle denkenden homöopathischen Ärzte wohl einig sind, und welche schließlich das ganze Heilgeschäft auf ein einfaches Zählen der Krankheits- und Arzneisymptome reduciren würde, das Wort reden, allein ich bin auch entschieden dagegen, daß wir den festen Grund der physiologischen Pharmakodynamik, auf welchem Hahnemann sein Gebäude aufgebaut hat, ohne die dringendste Notwendigkeit verlassen und einen Weg einschlagen, von dem wir, so verlockend er auch erscheinen mag, noch nicht mit Bestimmtheit wissen, ob er uns bequemer und schneller ans Ziel führt. Verfasser gründet die Berechtigung sein Verfahren ein homöopathisches zu nennen darauf, dass er zur Heilung der Krankheiten diejenigen anorganischen Substanzen verwendet, welche der Organismus zu seiner Erhaltung bedarf; von ihm physiologische Functionsmittel genannt … Es ist allerdings nicht zu leugnen, der Gedanke, mit 12 Mitteln alle heilbaren Krankheiten heilen zu können, hat etwas verlockendes. Die Therapie wäre dann etwas sehr Einfaches und Leichtes. Das mühsame Studium der Arzneimittellehre, das Aufnehmen genauer Krankheitsbilder etwas Überflüssiges …

Die Hahnemannsche Arzneimittellehre, ein Werk, an dem der Schweiß vieler Edler klebt, wäre dann bis auf wenige Mittel nur nutzlose Makulatur. Es wäre eine arge Täuschung gewesen, daß wir meinten in ihr einen großen Schatz zu besitzen. Die bis jetzt von den homöopathischen Ärzten allgemein gebrauchten Mittel sind ja nach Dr. Schüßler's Ausspruch überflüssig. Wir können daher auf unsere Heilung von Entzündungen zum Beispiel, die wir mit Aconit bewirkt haben, uns gar nichts mehr einbilden, das besorgt jedenfalls Ferrum phosph. viel besser und schneller, denn es heilt ja nach Dr. Schüßlers Aussage alle Entzündungen im ersten Stadium, solange noch kein Exsudat vorhanden ist. Nun, wir gönnen Herrn Dr. Schüßler seine glänzenden Erfolge mit seinen physiologischen Functionsmitteln und wünschen ihm Glück dazu. Er wird es aber namentlich uns älteren homöopathischen Ärzten nicht verdenken, wenn wir uns so lange seiner neuen Entdeckung gegenüber reserviert verhalten, bis er uns praktisch wie theoretisch den unanfechtbaren wissenschaftlichen

Beweis geliefert hat, daß dieselbe auf Wahrheit beruhe, und uns auch von anderen competenten Männern der Wissenschaft bestätigt wird.“[78]

Ich werde auf diese Entgegnung noch einmal zurückkommen, denn hier zeigt sich der Gegensatz in der Hahnemannschen Homöopathie und der Biochemie Dr. Schüßlers. Homöopathen – und viele Anhänger Dr. Schüßlers sind Homöopathen geblieben – haben immer wieder versucht, die Simile-Regel auch auf die biochemischen „Funktionsmittel“, wie sie Schüßler nannte, anzuwenden, und es wurden für die von Schüßler eingeführten Mittel Arzneimittelprüfungen auch in Hochpotenzen durchgeführt. Dr. Schüßler setzte sich in den weiteren Ausgaben der *AHZ* mit den Bedenken Dr. Lorbachers auseinander und reichte auch Krankengeschichten und Indikationen nach. Sicherlich ist Günther Lindemann Recht zu geben, der beklagt, dass manches Mißverständnis hätte vermieden werden können, wenn Schüßler von vornherein den Begriff „Biochemie“ eingeführt und sein Heilsystem nicht als homöopathisch bezeichnet hätte.

4.2.8 Dr. Schüßlers Biochemie findet weltweit Anwender

Um seine Darlegungen einem noch größeren Publikum zugänglich machen zu können, gab Schüßler 1874 die erste Auflage von *Eine Abgekürzte Therapie gegründet auf Histologie und Cellularpathologie* heraus. Denn das Interesse an seiner Heilmetholde war auch unter Laien sehr groß. Schon ein Jahr später wurde eine zweite Auflage erforderlich, in die er Verbesserungsvorschläge und Erweiterungen aufnahm. Es entsprach Schüßlers Charakter, sich eher kurz und präzise auszudrücken; die zweite Auflage umfasste daher nur 48 Seiten. Inzwischen griffen auch mehr und mehr Ärzte Schüßlers Ideen auf. Es sprachen zum Beispiel in der Vereinigung der Berliner Ärzte Dr. Sulzer und Dr. Fischer positiv über Dr. Schüßlers Biochmie. Kurze Zeit später wurde *Eine Abgekürzte Therapie* auch ins Englische übersetzt und in Amerika bekannt. Hier erschien das Buch *The twelve Tissue salts of Dr. Schussler* der Professoren

[78] cit. nach Günther Lindemann S. 61 f

William Boericke und W. A. Dewy, dem auch Heilungsbeispiele und ein Repertorium beigefügt waren.

Schüßler schrieb inzwischen Artikel für alle sich an homöopathische Ärzte wendende Zeitschriften und nahm Stellung zu Kritiken. Im Jahr 1875 veröffentlichte er seine Broschüre *Die anorganischen Gewebsbildner in ihrer therapeutischen Bedeutung*. Schüßlers Selbstbewusstsein bezüglich der Überlegenheit seiner biochemischen Heilweise gegenüber der Homöopathie zeigte sich in einem Brief an seinen Freund Markgraf in Leipzig: *„Gestern erhielt ich Ihren Brief mit den Arzneien; es wird Sie interessieren zu erfahren, dass meine Therapie in Amerika ins Englische übersetzt worden ist, und daß daselbst eine ausgedehnte Anwendung von meinen Mitteln gemacht wird. So ist meine Therapie erst einmal zur allgemeinen Anerkennung gekommen, was nicht ausbleiben kann, so werden viele der jetzt gebrauchten homöopathischen Bücher überflüssig werden. Die Verfasser jener Bücher haben keinen Grund, meine Therapie in den Journalen zu empfehlen. Die Redaktionen der homöopathischen Zeitungen sind längst im Besitz meiner kleinen Schrift. Sapienti sat."*[79] Hierin sollte er allerdings nicht Recht behalten!

4.2.9 Abgrenzung gegen die Homöopathie

Am 4. Dezember 1876 vollzog Schüßler auch äußerlich die Abgrenzung zur Homöopathie. *„Da die tonangebenden Herren meine Therapie nicht als homöopathische anerkennen wollen, so will ich aufhören, ein Mitglied zu sein."*[80] Das Wort „Homöopathie" ersetzte er nun überall durch „Biochemie". Er widmete sich ganz konsequent seiner Praxis und der Vervollkommnung seines Heilverfahrens. Obwohl Schüßler immer wieder aufgefordert wurde, ein Repertorium zu erstellen, griff er diesen Gedanken für die deutschen Ausgaben seiner *Eine Abgekürzte Therapie* nie auf. 1899 gab dann der Redakteur der *Leipziger populären Zeitschrift für Homöopathie*, Wilhelm Scharf, das *Alphabetische Repertorium* heraus. 1887 erschien Schüßlers Schrift *Allopathie, Biochemie und Homöopathie.*

[79] Lindemann a.a.O.S. 80f

[80] Günther Lindemann a.a.O. S. 43

Den Gang der naturwissenschaftlichen Entwicklung verfolgte Dr. Schüßler aufmerksam, so auch die Arbeiten Robert Kochs und Emil von Behrings. Er schrieb ein kleines Heftchen, *Die Cholera*, und *Was kann die Kochsche Lymphe, was kann sie nicht.* Darin äußerte er grundlegende Bedenken gegen die damals neu aufkommenden Impfungen und verfasste 1894 die Broschüre *Das Heilserum und die Diphtheriebehandlung*. Hier vergriff er sich allerdings im Ton. Sogar Pasteur wurde von ihm lächerlich gemacht, was ihm keine Freunde schaffte.

Mitte der 80er Jahre setzte sich Schüßler mit dem Chemiker Julius Hensel auseinander, der auf diätetischem Gebiet tätig war und ein physiologisches Backpulver entwickelt hatte. Hensel führte alle Krankheiten auf Mineralstoffmängel in der Nahrung zurück und versuchte, diese Mängel mit seinem physiologischen Backpulver auszugleichen. Lindemann sagt dazu: Schüßler „verdammt … *dieses Beginnen Hensels in Grund und Boden. Die Gerechtichkeit verlangt aber, daß man Henkels Werk nicht nach diesem Pamphlet Schüßlers beurteilt. Diese Arbeit hatte, obwohl von Schüßlers Werk grundverschieden, durchaus Sinn und Verstand.*“[81]

Ähnlich verhielt es sich mit Auslassungen Schüßlers über andere Heilverfahren. Nichts außer der Biochemie machte für ihn Sinn. Er lehnte einfach alles ab, vom Trinken eines Heilkräutertees bis hin zur Wasserheilkunde. 1894 erschien eine wenig stichhaltige, polemisch gehaltene Broschüre *Kneipps Wasserkur, Gedanken darüber gehalten von Dr. med. Schüßler* in drei Auflagen.

4.2.10 Der Arzt Dr. Schüßler

Dr. Schüßler war nun ein weit bekannter Arzt und Patienten kamen aus dem ganzen Deutschen Reich, aber auch aus dem Ausland zu ihm. Seine allgemeinen Sprechstundenzeiten gingen von 8 bis 12 und 14 bis 18 Uhr. Patientenbesuche machte Schüßler nur ungern und dann möglichst in der Mittagspause. Er ließ sich während der Konsultationen von seinen Patienten selbst oder von deren Angehörigen die Symptome ihrer

[81] Günther Lindemann S. 90

Krankheit beschreiben und gab ihnen dann ohne jegliche Untersuchung die verordneten Heilmittel, wie Kochsalz, Eisen usw. gleich mit. Jede Konsultation ließ er sich, zusammen mit dem jeweils verordneten Salz, sofort bezahlen und zwar mit 75 Pfennig. Eine ärztliche Taxe gab es bei ihm nicht. Bei nächtlichen Konsultationen ließ sich Schüßler, oben aus seiner Schlafkammer blickend, die Krankheitssymptome beschreiben. Dann ließ er ein an einem Bindfaden befestigtes Körbchen oder einen ausgehöhlten Torfsoden herunter, worin der Betreffende die obligaten 75 Pfennige zu legen hatte, dem dann auf gleichem Wege die verordnete Medizin zugestellt wurde.

Die Frau eines Rechnungsrates aus Göttingen, die an einem nicht näher benannten Unterleibsleiden litt, hörte von Dr. Schüßler und suchte ihn in seiner Praxis in Oldenburg auf. Sie berichtete von der Konsultation wie folgt: *„Dr. Schüßler empfing mich im grauen Drellrock mit einer langen Pfeife in der Hand, ein mir ungewohntes Bild. Er sah mich an und sagte: ‚Stellen Sie sich ans Fenster und sehen Sie mich an. ‚Nachdem er mich dann kurze Zeit scharf beobachtet und besonders meinem Gesicht die größte Aufmerksamkeit gewidmet hatte, sagte er nur: „Nehmen Sie Natr. mur.' Das war die ganze Konsultation.*“[82]

Die Frau kehrte recht unbefriedigt ob dieser Konsultation zurück und glaubte kaum, dass sie von einer solchen Behandlung viel Erfolg erwarten dürfte. Umso größer war die Freude, als die Besserung einsetzte, so dass nach sechs Wochen ihr Hausarzt äußerte: „Sie gebrauchen wohl noch etwas anderes? Ihre Besserung schreitet ja auffallend rasch vorwärts!“ Nach acht Wochen war die Frau dann auch tatsächlich geheilt.

Später war die Frau wegen eines anderen Leidens nochmals bei Dr. Schüßler und wurde auch diesmal vollkommen geheilt. Die Konsultation verlief genau so wie die erste. Die Frau äußerte dabei gegenüber Dr. Schüßler unter Bezugnahme auf die schöne Heilung ihres ersten Leidens, dass sie nicht verstehen könne, weshalb seine Therapie noch so wenig bekannt sei. Dr. Schüßler erwiderte: „Ja, da werden die Patienten zu rasch gesund und die Ärzte verdienen dann nicht mehr viel!“

[82] Jürgen W. Ulpts S. 58

Viele Patienten behandelte Dr. Schüßler kostenlos. Er blieb zeitlebens ein außergewöhnlicher Mensch und stets seiner Sinnesart und seinen Grundsätzen treu.

4.2.11 Dr. Schüßler als Mensch

Schüßler war wohl Junggeselle und wohnte, als er starb, in dem Hause Peterstraße 26 in Oldenburg, in dem er ein nach hinten gelegenes Zimmer offenbar als Raum für seine Wertgegenstände benutzte, denn er hatte das Fenster mit baumdicken eisernen Stangen und außerdem noch mit einem starken eisernen Laden versehen. Umgang pflegte er mit seinen Kollegen bzw. mit anderen Menschen, außer seinen Anhängern, wohl kaum. Selten sah man ihn auf der Straße, dann aber fiel er schon durch seine eigenartige Erscheinung auf. Mit einem langen Gehrock bekleidet, den Kopf jahraus, jahrein mit einer Tellermütze mit großem Schirm bedeckt, dazu dicke, wollene Handschuhe zu jeder Jahreszeit, schritt er hastig dahin, ohne sich um seine Umgebung zu kümmern, als hätte er es eilig, obwohl er kaum je einen Patienten besuchte.

Dr. Schüßler „*… wird von allen Kennern als Mensch mit derbem Humor geschildert, der seine Rede mit unverwüstlichem, treffenden Witz würzte. Unangenehm, ja sehr grob wurde er gegen jedermann, wenn es galt, seine Überzeugung zu vertreten. Er pflegte zu sagen: ‚Auf einen groben Klotz gehört ein grober Keil!' Beste Beispiele sind seine vielen Schriften, die er gegen seine Gegner verfaßte. Unter den hinterlassenen Schriftstücken wurden viele anerkennende Briefe von ausländischen Ärzten gefunden, so daß auch hier festgestellt werden kann: Der Prophet galt nichts im eigenen Lande! Er pflegte das praktische Christentum seinen Mitmenschen gegenüber. Seine Lebensaufgabe bestand darin, den Armen und Kranken ein Helfer zu sein. Solange er noch keine eigene Haushälterin hatte, begab er sich zum Abendessen zu einem in der Kurwickstraße wohnenden Fräulein Kroog. Hier ließ er sich auch gerne von besonders Nahestehenden besuchen und verbrachte mit ihnen manch heiteren Abend.*“[83]

[83] Jürgen W. Ulpts S. 54

4.2.12 Schüßlers Tod

Im Jahr 1898 begann Dr. Schüßler mit den Vorarbeiten für die 25. Auflage seiner *Eine Abgekürzte Therapie.* Überraschend erlitt er am 14. März 1898 in den Morgenstunden einen Schlaganfall, von dem er sich aber ziemlich rasch wieder erholte. So konnte er die letzten Korrekturen an seinem Buch beenden. Nachdem er kurze Zeit später einen erneuten Schlaganfall erlitten hatte, verstarb er am 30. März 1898 im 77. Lebenjahr und wurde auf dem St. Gertrudenfriedhof in Oldenburg beigesetzt. Er vermachte einen Teil seines nicht unbeträchtlichen Vermögens der Stadt Oldenburg mit der Auflage, es als Grundkapital für eine Stiftung *„... zur Unterstützung würdiger und dürftiger Personen ohne Unterschied des Glaubens und der Confession.“*[84] zu verwenden.

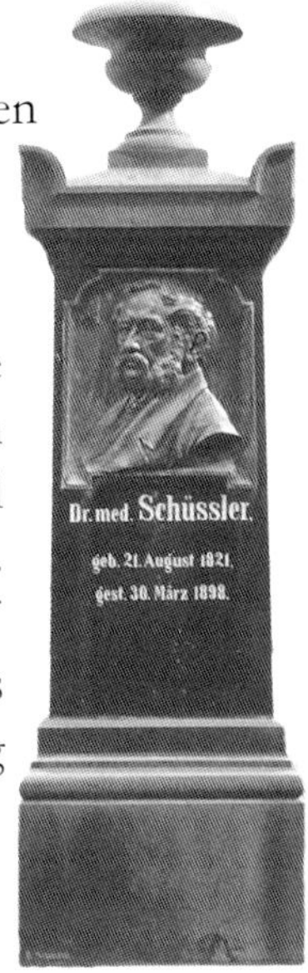
Dr. med. Schüssler.
geb. 21. August 1821.
gest. 30. März 1898.
Grabstätte

4.2.13 Schüßlers Lebenswerk

Dr. Schüßler ging von den wissenschaftlichen Erkenntnissen des 19. Jahrhunderts aus, die natürlich zum Teil heute überholt sind bzw. eingeschränkt werden müssen, so auch die Cellularpathologie von Professor Virchow. Die moderne Biochemie hat sich rasant entwickelt, hier spielen zwar Mineralstoffe auch eine zunehmend wichtigere Rolle, jedoch in ganz anderer Weise. Allerdings könnten Erkenntnisse über die Ionenkanälchen der Zellmembranen, über die die Zelle den Ein- und Austritt von Stoffen regelt, durchaus mit Schüßlers Gedanken in Verbindung gebracht werden. Andererseits hat sich Dr. Schüßlers Biochemie nun fast 140 Jahre lang weltweit als Heilmethode – wenn auch als „Erfahrungsheilkunde“ – bewährt und lässt sich, wie noch dargestellt wird, weiter ausbauen.

[84] Jürgen W. Ulpts S. 62

Schüßler war – wie auch Hahnemann – ein Praktiker, der sich an praktischen Erfahrungen am kranken Menschen orientierte. Für Schüßler war das erkrankte Gewebe mit den es konstituierenden Zellen Ausgangspunkt seines Heilsystems. Ungeachtet mancher Einseitigkeiten und heute vielleicht naturwissenschaftlich nicht ganz exakter Erklärungsversuche funktioniert Schüßlers Biochemie in der Praxis. Daran kommt niemand vorbei, was auch immer man für Modelle benutzt, um diese Wirkungsweise zu erklären. Besonders unter Laien hat sich die Biochemie nach Dr. Schüßler schnell ausgebreitet, gerade weil sie bei vielen Alltagsbeschwerden leicht anwendbar ist und ihr Grundgedanke, zuerst die Zellen ins Gleichgewicht zu bringen, jedem einleuchtet.

Jeder Pionier – als solche kann man Hahnemann und Schüßler wohl bezeichnen – hat das Bestreben, seine neuen Entdeckungen möglichst unverfälscht ins Leben zu bringen. Daher rührt eine gewisse Einseitigkeit und Unduldsamkeit anderen gegenüber!

Nach Schüßler ist seine Biochemie perfektibel, das heißt, es lässt sich auf der von ihm geschaffenen Grundlage weiterbauen und das ist auch geschehen. So gesehen ist Schüßlers Vermächtnis ein in einer Weise weiterwirkender Impuls, wie er es zu Lebzeiten wohl noch nicht ahnen konnte.

4.3 Die Heilweise „Biochemie“

4.3.1 Die Zelle - Grundbaustein des Lebens

Wie schon dargestellt, ging Dr. Schüßler bei seiner Heilmethode von der Zellularpathologie Professor Rudolph Virchows aus. *„Besondere Schwierigkeiten hat die Beantwortung der Frage gemacht, von welchen Theilen des Körpers eigentlich die Action ausgeht, welcher Theil thätig, welcher leidend ist; doch ist ein Abschluss darüber schon jetzt in der That vollständig möglich, selbst bei solchen Theilen, über deren Struktur noch gestritten wird. Es handelt sich bei dieser Anwendung der Histologie auf Physiologie und Pathologie zunächst um die Anerkennung, dass die Zelle wirklich das letzte eigentliche Form-Element aller lebendigen Erscheinung sei, und dass wir die eigentliche Action nicht über* *die Zelle hinausverlegen dürfen. Ihnen gegenüber werde ich mich nicht besonders zu rechtfertigen haben, wenn ich in dieser Beziehung etwas ganz Besonderes dem Leben vorbehalte. In der Folge dieser Vorträge werden Sie sich überzeugen, dass man für das Einzelne kaum mechanischer denken kann, als ich es zu thun pflege, wo es sich darum handelt, Vorgänge, deren Erklärung wir suchen, zu deuten. Aber ich glaube, dass man das festhalten muss, dass, wie viel auch von dem feineren Stoff-Verkehr, der innerhalb der Zelle geschieht, jenseits des materiellen Gebildes als Ganzen liegen mag, doch die eigentliche Action von diesem Gebilde als solchem ausgehe, und dass das lebende Element nur so lange wirksam ist, als es uns wirklich als Ganzes, für sich bestehend, entgegentritt.*“[85]

Die Zelle ist also der eigentlich aktive Teil im Körper, von dem die Steuerung aller Lebensvorgänge – auch wenn sie später zellübergreifend wirksam werden – ausgeht.

4.3.2 Bedeutung der anorganischen Stoffe für die Zellfunktion

Diesen Gedanken Virchows verbindet Schüßler mit der Erkenntnis Jacob Moleschotts, dass es innerhalb dieser Zellen gerade die anorganischen Bestandteile sind, denen für die Funktion der Zelle, und damit der Gewebe und schließlich für den ganzen Organismus, die entscheidende Bedeutung zukommt. *„In Folge meiner desfallsigen Forschungen ist eine Cellular- und Molekular-Therapie entstanden, deren Werkzeuge diejenigen anorganischen Substanzen sind, welche im animalischen Organismus als natürliche Functionsmittel wirken.*“[86]

Schüßler spricht hier von einer Therapie der einzelnen Zellen mit Molekülen. Es ging ihm also nicht – wie Hahnemann und den Homöopathen – um die Beeinflussung einer „krankhaft verstimmten Lebenskraft“, sondern um die Versorgung der einzelnen Zellen mit Funktionsmitteln. Die anorganischen Substanzen, welche sich auch in

[85] Rudolf Virchow „ Die Cellularpathologie in ihrer Begründung auf physiologischer und pathologischer Gewebelehre“, Berlin 1858 S. 3

[86] Dr. Schüßler „ Eine Abgekürzte Therapie“, Oldenburg 1874 S. 3

der nach der Verbrennung von organischem Gewebe zurückbleibenden Asche finden, sind Funktionsmittel. Über sie steuert die Zelle ihre Lebensvorgänge und den Zwischenzellbereich. Um welche Stoffe handelt es sich hier?

„Die anorganischen Bestandtheile der Gewebe sind: Schwefelsaures Natrum, schwefelsaurer Kalk, schwefelsaures Kali, phosphorsaures Natrum, phosphorsaurer Kalk, phosphorsaures Kali, phosphorsaure Magnesia, phosphorsaures Eisenoxyd, Chlorkalium, Chlornatrium, Kieselsäure, Fluorcalcium, und kohlensaure Salze. Die kohlensauren Salze gehören nicht in diese Cellular-Therapie, weil sie nicht Functionsmittel sind. Sie müssen, um für die Gewebe functionell nutzbar zu werden, in phosphorsaure resp. schwefelsaure Salze sich verwandeln; so wie der Schwefel und der Phosphor ihrerseits lange für die Gewebe in functioneller Hinsicht nutzlos sind, bis sie, durch Zutritt von Sauerstoff in Schwefel- resp. Phosphorsäure verwandelt, sich mit den Basen der kohlensauren Salze verbunden haben. Die oben genannten Stoffe sind die Baumaterialen und die Functionsmittel der Gewebe, Baumaterialien sind sie durch ihre Masse, Functionsmittel durch ihre Qualität!“[87]

4.3.3 Funktionsmittel und Baustoffe

Es wird ersichtlich, dass Schüßler bei den anorganischen Stoffen die eigentlichen Funktionsmittel, auf die es ihm ankommt und die der Steuerung der Lebensvorgänge der Zelle dienen, und die Baustoffe unterscheidet. Baustoffe kommen vermehrt im Interzellularraum, dem Raum zwischen den einzelnen Zellen, vor. In der Interzellularsubstanz befinden sich große Mengen phosphorsaures, aber auch kohlensaures Calcium, daneben Magnesium, Silizium, Natrium, Kalium und weitere Stoffe. Am Beispiel der Knochen lässt sich diese Unterscheidung demonstrieren. Für den Auf- und Abbau der Knochensubstanz sind die Knochenzellen (Osteozyten) verantwortlich; so wird es auch heute noch gelehrt. Und damit diese Zellen richtig funktionieren – so Dr. Schüßler

[87] Dr. Schüßler a.a.O. S. 3 f

– muss ein ausreichender molekularer Bestand an Funktionsmitteln vorhanden sein.

4.3.4 Kleine Gaben der Funktionsmittel

Als logische Konsequenz ergab sich jetzt für Dr. Schüßler die Frage, wie die Funktionsmittel in molekularer Form in die Zellen eingeschleust werden können. *„Wendet man sie zu Heilzwecken als Functionsmittel an, so müssen sie in kleinen Gaben gereicht werden. Für die Cellular- und Molekular-Therapie ergiebt sich die Nothwendigkeit, der Verabreichung kleiner Gaben aus dem, was Professor Virchow in seiner Cellularpathologie (Seite 333 und 339 der 4. Auflage) von den Functionen der Gewebe, insbesondere von den unsichtbaren elektrischen Molekülen des Nervengewebes sagt.“*[88]

Als Homöopath sah Schüßler den Vorgang der Potenzierung, nicht als „Dynamisierung“, als Kraftsteigerung wie seinerzeit Samuel Hahnemann, sondern vielmehr als einen Verdünnungsprozess mit Vereinzelung der Moleküle. Wie bereits berichtet, war es Hahnemann, der mit der Einführung der Verreibung von unlösbaren Stoffen diese Möglichkeit erst gefunden hatte. Festzuhalten bleibt auch noch, dass Schüßler, wenn er von kleinen Gaben spricht, in erster Linie den Verdünnungsgrad oder die Potenzhöhe, nicht die Zahl der Tabletten meint.

4.3.5 Mathematische Überlegungen

„Der Gehalt einer Zelle an Mineralstoffen ist verschwindend klein. Durch Wägung, Messung und Berechnung hat der Physiologe C. Schmidt ermittelt, daß eine Blutzelle etwa den billionsten Teil eines Grammes Chlorkalium enthält. Der billionste Teil eines Grammes entspricht der D 12. … Ein Milligramm Stoff soll ungefähr 16 Trillionen Moleküle enthalten, demnach enthält die 6. Decimal-Verreibung deren ungefähr sechzehn Billionen. Diese Summe ist mehr als hinreichend, um Molekularbewegungsstörungen in den Geweben auszugleichen.“[89] Wenn daran noch Zweifel bestanden, dann

[88] Dr. Schüßler a.a.O. S. 4
[89] Dr. Schüßler „ Eine Abgekürzte Therapie“, Oldenburg 1904 S.11

ist mit obiger Aussage Dr. Schüßlers der stichhaltige Beweis erbracht, dass er mit seinen potenzierten Funktionsmitteln die Zellen materiell versorgen wollte. Es ging ihm nicht um einen Arzneireiz, der die Zelle ins Gleichgewicht bringen soll. Schüßler will mit den potenzierten Mineralsalzen die Zellen quantitativ und qualitativ mit Mineralstoffen versorgen. *„Die Anwendung kleiner Gaben behufs Heilung von Krankheiten auf biochemischen Wege ist eine chemisch physiologische Notwendigkeit."*[90]

4.3.6 Wie fand Schüßler die Funktionsmittel?

Auch ging Schüßler von ganz anderen Voraussetzungen aus als seinerzeit Hahnemann. *„Die Grundlage meiner Forschung waren Histologie, die darauf bezügliche Chemie, die anorganischen Bestandtheile der Gewebe und die physiologischen Wirkungen oder Functionen dieser Bestandtheile."*[91]

„Einige Ärzte haben die Behauptung aufgestellt, die biochemischen Mittel müßten an gesunden Personen geprüft werden, und aus den mittels solcher Prüfungen gewonnenen Symptomen müßten die Indicationen sich ergeben. Das ist grundfalsch. Die Indikationen der biochemischen Mittel müssen aus der physiologischen und pathologischen Chemie hergeleitet, resp. durch die Ergebnisse ihrer Anwendung an Krankheiten bestimmt werden."[92]

Schüßler studierte also Virchow und alle Erkenntnisse der damaligen Histologie und Physiologie, um herauszufinden, welche Funktionen bei welchen Erkrankungen in den Zellen gestört sind. Er wollte herausfinden, welche Stoffe im Körper vorkommen und wie diese verstoffwechselt werden. In *Eine Abgekürzte Therapie* bezog er sich nur auf Erkenntnisse der (damaligen) Wissenschaft bei der Angabe der im menschlichen Organismus enthaltenen Stoffe. Calcium sulfuricum, das in der ersten Auflage noch als Funktionsmittel gilt, erscheint später nicht mehr, da die Wissenschaft ergeben habe, dass es nicht zum permanenten Bestand unseres Organismus gehöre. Denn in der Biochemie nach Dr. Schüßler

[90] Dr. Schüßler a.a.O. S. 3 f
[91] Dr. Schüßler „Eine Abgekürzte Therapie", Oldenburg 1874 S. 3
[92] Dr. Schüßler „Eine Abgekürzte Therapie", Oldenburg 1904 S. 9

werden nur anorganische Stoffe verabreicht, die nachweislich in der Zelle vorhanden sind.

„Um für die 12 Mittel, welche ich eben genannt habe, Indicationen zu finden, unternahm ich ein vergleichendes Studium der in der Hahnemann'schen Arzneimittellehre und in einigen anderen Werken pharmakodynamischen Inhalts verzeichneten Pathogenesieren der betr. anorganischen Stoffe. Durch Theorie und Praxis bin ich in die Lage gekommen, die 12 Arzneimittelcharacteristiken entwerfen zu können.“[93]

4.3.7 Schüßlers Verständnis homöopathischer Arzneisymptome

Wie muss man sich das Vorgehen Schüßlers vorstellen? In diesem Zusammenhang sei noch einmal daran erinnert, dass Schüßler nicht davon ausging, dass die verschiedenen Arzneien bei Prüfungen alle Symptome zeigen würden, sondern nur die, zu denen der Prüfer aufgrund seiner momentanen Konstitution disponiert ist. Er beschrieb sein Vorgehen so:

„Kali sulphuricum. Um die Indicationen dieses Mittels zu finden, verglich ich die Pathogenesie des Schwefels mit der des Kali carbonicum, und die übereinstimmenden Symptome betrachte ich als diejenigen, welche dem Kali sulphuricum entsprechen. Der Schwefel, als Prüfungsmittel gegeben, verbindet sich in Organismus theils mit Sauerstoff, theils mit Wasserstoff. Von seinen Sauerstoffverbindungsstufen kommt hier die Schwefelsäure SO_3 *in Betracht. Diese treibt die Kohlensäure eines Theils der im Körper vorhandenen kohlensauren Salze aus. Es entstehen also schwefelsaurer Kalk, schwefelsaures Natrum, schwefelsaures Kali. Da die Schwefelsäure statu nascente die genannten Verbindungen eingeht, so können keine Symptome von Schwefelsäure zur Erscheinung kommen. Das Hahnemann'sche Symptomen-Verzeichnis von Schwefel enthält demnach durcheinander die Symptome von noch nicht oxydirtem Schwefel, von Kali sulphuricum, Natrum sulphuricum, Calcarea sulphurica, Schwefelwasserstoff etc. Bei Beurtheilung der Prüfungsymptome des Kali carbonicum darf man Folgendes nicht unberücksichtigt lassen. Der*

[93] Dr. Schüßler „Eine Abgekürzte Therapie“, Oldenburg 1874 S. 4

Organismus enthält kohlensaures Kali, schwefelsaures Kali, phosphorsaures Kali und Chlorkalium. Diese Kalisalze stehen in bestimmten quantitativen Verhältnissen zueinander. Das kohlensaure Kali dient dazu, die Grundlage der übrigen Kalisalze abzugeben. Ist Kali carbonicum als Prüfungsmittel eingenommen worden, so wird ein Theil davon mit im Körper frei werdendem Chlor, sowie mit sich entwickelnder Schwefel- resp. Phosphorsäure Verbindungen eingehen. Von sämmtlichen Kalisalzen entsteht daher ein den Organismus belästigendes, Symptome hervorbringendes Ubermaaß. Deshalb muß das Hahnemann'sche Symptomenverzeichnis von Kali carbonicum Symptome von sämmtlichen Kalisalzen enthalten. Die übereinstimmenden Symptome von Schwefel und kohlensaurem Kali, welche, wie oben gesagt, die Wirkungssphäre des Kali sulphuricum repräsentieren, lassen erkennen, daß dies Mittel folgende Krankheiten heilt ..."[94]

Dieses Beispiel zeigt seine Vorgehensweise sehr deutlich. Die Ausführungen von Schüßler machen nur dann Sinn, wenn man davon ausgeht, dass er von Arzneimittelprüfungen in Dosen, die noch Substanz enthalten, also D3, D4, D6, D12 ausgeht, denn er spricht ja davon, dass die zwecks Arzneimittelprüfung gegebenen Salze sich im Körper umwandeln, also im Körper chemische Reaktionen eingehen.

Beispiel I: Arzneisymptome Schwefel (Sulfur)

Rekapitulieren wir noch einmal das für eine homöopathische Arzneimittelprüfung von Schwefel (Sulfur) Angeführte. Nach Schüßlers Theorie reagieren die Schwefelatome, die zu Prüfungszwecken eingenommen werden, mit Sauerstoff und Wasserstoff zu Schwefelsäure, die wiederum den Kohlensäureanteil eines Teils der kohlensauren Salze „austreibt", so dass nun im Körper schwefelsaures Natrium, Kalium und Calcium entstehen. Schüßler meinte, die Prüfungssymptome von Sulfur – wie sie in der Homöopathie niedergelegt sind – seien eine Mischung der Symptome von reinem Schwefel und allen möglichen anderen Schwefelverbindungen.

[94] Dr. Schüßler „Eine Abgekürzte Therapie", Oldenburg 1874 S. 6 f

Beispiel II: Arzneisymptome Kalium carbonicum

Die Entstehung der Prüfungssymptome von Kalium carbonicum stellte er sich so vor, dass das kohlensaure Kalium, das die Grundlage aller anderen Kaliumverbindungen bildet, im Körper umgewandelt wird in Kalium sulfuricum, Kalium phophoricum und Kalium chloratum, indem das Kalium seine Verbindung mit dem Carbonat aufgibt und statt dessen mit Phosphorsäure, Schwefelsäure und Salzsäure Salze bildet. Es entstehe durch die Einnahme von Kalium carbonicum ein Zuviel an allen Kaliumsalzen, was die Symptome in den Arzneimittelprüfungen hervorrufe.

Indem Schüßler nun in der homöopathischen Arzneimittellehre die dem Kaliumcarbonat und Sulfur gemeinsamen Symptome heraussuchte, meinte er, das Wirkungsfeld von Kalium sulfuricum gefunden zu haben. Man beachte den Begriff „Wirkungssphäre“, den Schüßler hier gebrauchte anstelle der sonst unter Homöopathen üblichen Bezeichnung „Symptome“. Meines Erachtens weist das darauf hin, dass sich Schüßler nicht in erster Linie für einzelne Symptome interessierte, sondern für die Art und Weise, wie ein Arzneimittel, in diesem Fall ein Funktionsmittel, die Funktionen des Organismus beeinflusst, welche Prozesse es steuert.

4.3.8 Ergebnisse der Anwendung an Kranken

Für Schüßler sind dies aber nur Anhaltspunkte für die Erprobung der von ihm gefundenen Mittel am kranken (!) Menschen. Er sagte dazu: *„Ich habe meine Mittel am Kranken, nicht Gesunden geprüft, weil ich sie nicht nach dem Similia similibus currentur verwerten wollte. Das Prüfen war kein planloses. Ich bediente mich chemisch-physiologischer Anhaltspunkte. Der Umstand, dass das Fluorcalcium in der Oberfläche der Knochen vorkommt, veranlaßte mich, dies Mittel gegen höckerige Erhabenheiten auf den Knochen zu versuchen. Der Erfolg entsprach meiner Erwartung. – Da, wie Moleschott sagt, eine Muskelzelle ohne Chlorkalium sich nicht bilden kann, und da die organische Grundlage der Muskelzelle Faserstoff ist, so versuchte ich das Mittel gegen faserstoffige Exsudate. Auch der Erfolg entsprach meiner* *bezüglichen Erwartung. Die phosphorsaure Magnesia hat die Neigung, sich mit Ammoniak zu verbinden. Ammoniak kann Krämpfe hervorbringen. Deshalb versuchte ich die phosphorsaure Magnesia gegen Krämpfe, und zwar mit Erfolg. Darauf dachte ich, es könne Neuralgien geben, die durch den Einfluß von Ammoniak auf die Gefühlsnerven bedingt seien. Es gab dannn Magnesia phophorica gegen Neuralgien, und zwar auch mit Erfolg.*"[95]

Schüßler gewann also die Anhaltspunkte, wie seine Funktionsmittel wohl wirken könnten, aus der zeitgenössischen Histologie und Physiologie und dem Studium der homöopathischen Arzneimittelsymptome, die er auf seine Weise sehr materiell interpretierte. Entscheidendes Kriterium für die Aufstellung seiner Indikationen war aber die Bestätigung bei der Anwendung am Kranken. Selbst wenn seine theoretischen Überlegungen heute teilweise als überholt gelten müssen, bleibt die Tatsache, dass mit den Funktionsmitteln bei den gegebenen Indikationen Erfolge erzielt werden, die erstaunlich sind.

4.3.9 Kritik an Hahnemanns Prüfungssymptomen

Schüßler stellte die Art, wie Hahnemann zu seinen Arzneiindikationen gekommen sein wollte, in Frage. Er zitierte einen Dr. Sorge, der in einem Artikel unter der Überschrift *Kritische Besprechung der Hahnemann´schen Arbeit über den Phosphor* kritisierte, dass Hahnemann wohl
„*1. mehrfach Symptome aus Krankheitsbeschreibungen entlehnt hat,*
2. in Bezeichnung von Autorennamen zu eilig gewesen ist,
3. aus bloßen Urteilen über Phosphorwirkung, ohne Angaben spezialisierter Beobachtungen, eine ziemliche Anzahl ganz spezieller Symptome gebildet hat."[96]

Es sei von „wurmstichigen" Erbsen, die ein Dr. Roth in der Hahnemann'schen Arzneimittellehre gefunden haben will, in der *Homöopathischen Vierteljahreszeitschrift* die Rede gewesen.

[95] Dr. Schüßler „ Dr. med Villers Beleuchtung der biochemischen Therapie" Oldenburg/Lepzig 1924 S. 14
[96] Dr. Wilhelm Heinrich Schüßler a.a.O. S. 13

4.3.10 Die Entstehung von Krankheiten und ihre Heilung

„Wenn ein pathogener Reiz eine Zelle berührt, so wird ihre Funktion dadurch anfangs verstärkt, weil sie sich bemüht, den Reiz abzustossen. Verliert sie in folge dieser Thätigkeit einen Theil ihrer mineralischen Funktionsmittel, so ist sie pathogen verändert (‚Das Wesen der Krankheit ist die pathogen veränderte Zelle', sagt Virchow). Ist das Funktionsmittel, welches sie im Kampf mit dem pathogenen Reiz verloren hat, zum Beispiel Chlorkalium, so hat sie auch ein entsprechendes Quantum Faserstoff verloren, weil Chlorkalium und Faserstoff in physiologisch chemischer Beziehung zu einander stehen. Die pathogen veränderten Zellen, d.h. die Zellen, welche ein Defizit an einem ihrer Mineralien erlitten haben, bedürfen einer Deckung mittels eines homogenen Mineralstoffs. Eine solche Heilung kann spontan, d.h. durch das Heilbestreben der Natur sich vollziehen, indem aus den Zwischenräumen der Zellen die erforderlichen Stoffe in die Zellen eintreten. Zögert die spontane Heilung, so ist eine therapeutische Hülfe notwendig. Zu diesem Zwecke verabreicht man die betr. Mineralstoffe in Molekularform. Die Moleküle diffundieren durch das Epithelium der Mund- und Schlundhöhle in das Blut und diffundiren nach allen Richtungen. Diejenigen Moleküle, welche in den Krankheitsherd gelangen, vollziehen daselbst eine lebhafte Molekularbewegung, in welche gleichartige Stoffe aus der Nachbarschaft treten. Diese Stoffe gelangen in die pathogen veränderten Zellen, und somit kommt eine Heilung zu Stande. Die in integrum restituierten Zellen sind dann wieder im Stande, sich selbsttätig zu bewegen und auf solche Weise Fremdartiges, überhaupt Ueberflüssiges, also auch Exsudate, wenn solche vorhanden sind, abzustoßen.“[97]

Krankmachende Reize, zum Beispiel intensive Sonnenbestrahlung, Kälteeinwirkung, Toxine oder Krankheitserreger, erzeugen nach Schüßler im Körper einen Gegenreiz zur Abwehr. Das entspricht der Zweit- oder Gegenwirkung im Sinne Hahnemanns. Dabei verliert die Zelle Mineralstoffe, ihre Funktion wird eingeschränkt. Nach anfänglicher übermäßiger Tätigkeit kommt es schließlich – wenn sich die Zelle nicht spontan mit Mineralstoffen anreichern kann – zur

[97] Dr. Wilhelm Heinrich Schüßler „Eine Abgekürzte Therapie“, Oldenburg 1904 S. 7f

eingeschränkten Funktion und zur Atrophie, ja sogar zum Untergang von Zellen. Um Krankheitsreize abzuwehren, muss die Zelle ausreichend mit Mineralstoffen in Molekularform ausgestattet sein, ansonsten nimmt sie Schaden. Kann die Zelle keine Mineralstoffmoleküle aus der Zwischenzellsubstanz aufnehmen, muss Ersatz von außen über die potenzierten, verdünnten Funktionsmittel erfolgen. Die aufgenommenen Mineralstoffe bewirken eine verstärkte Tätigkeit der Zellen und ihre Erholung. Schon an dieser Stelle kann die Schlussfolgerung gezogen werden, dass Zellen zum Ausgleich jeglicher Fremdreize Mineralstoffe verbrauchen, also unter Umständen auch, um auf homöopathische Arzneien ausreichend reagieren zu können.

4.3.11 Krankheit durch Überdosierung von Funktionmitteln?

Nach Hahnemanns Ansicht verursachte jede Arznei, die Gesunden regelmäßig verabreicht wird, Arzneisymptome. Die Frage stellt sich nun, ob auch die Überdosierung der Mineralstoffe nach Dr. Schüßler zu solchen Arznei- oder Prüfungssymptomen führen kann. Hier sah Dr. Schüßler überhaupt kein Problem: *„Ich bin der Meinung, daß ein krankes Gewebe stets ein Minus, nie ein Plus an Gewebesalzen enthält. Diese Meinung resultiert aus meinen therapeutischen Erfolgen. Ein diesbezüglicher Beweiß läßt sich auf dem Papier nicht erbringen. Wenn ein Gewebe mehr Zellsalzmoleküle aufnehmen kann als ihm physiologisch gebühren, und wenn infolge der Mehraufnahme eine Krankheit entstehen kann, so werden gesunde Menschen und Tiere, denen man während eines Zeitraumes von mehreren Monaten eine große Zahl Fluorcalciummoleküle verabreicht, Knochenkrankheiten bekommen müssen. Wer Lust zu solchen Versuchen hat, möge dieselben an gesunden Tieren anstellen. Ich tue es nicht, weil ich a priori annehme, daß nur ein negatives Resultat erreichbar ist.“*[98]

Nun kann ich dazu sagen, dass ich zahlreiche Menschen kenne, die über längere Zeiträume, manchmal jahrelang, täglich 10 bis 15 Tabletten

[98] Dr. Schüßler „Dr. med Villers Beleuchtung der biochemischen Therapie“ Oldenburg/Leipzig 1924 S.15 f

Calcium fluoratum D 12 nehmen und überhaupt keine Arzneisymptome zeigen, wohl aber kurzfristige Reaktionen, worüber noch zu reden sein wird. Eine Wirkung dieser langfristigen Einnahme ist unter anderem das Zurückgehen von Venenproblemen und festere Bänder. Gleiche Erfahrungen habe ich auch bei der langfristigen Einnahme anderer Funktionsmittel gemacht.

4.3.12 Das Gesetz des Minimums von Justus Liebig

Schüßler übertrug Erkenntnisse von Justus Liebig, die dieser für die Landwirtschaft aufgestellt hatte, auf die Zellen des Menschen. Der im Boden am geringsten vertretene Pflanzennährstoff muss als Dünger gegeben werden, um das Wachstum und Gedeihen von Pflanzen zu erreichen. Genauso muss zuerst der Mineralstoff, von dem die Zelle am wenigsten Moleküle besitzt, zugeführt werden. Schüßler verabreichte daher, soweit man aus den veröffentlichten Krankengeschichten und Heilungsberichten weiß, immer nur einen Mineralstoff, selten zwei im Wechsel.

Kurt Hickethier hat später aus seiner Sicht hierzu Stellung genommen: *„Der Agrikulturchemiker spricht vom ‚Gesetz des Minimum', nach welchem der im Boden im Minimum vertretene Pflanzennährstoff als Dung angewendet werden muß. Der Agrikulturchemiker braucht nur drei Dungstoffe: entweder gebundenen Stickstoff (Ammoniak) oder Calcium-Phosphat oder Kali. Die übrigen Nahrungsmittel der Pflanzen sind im Boden in genügenden Mengen vorhanden.“*[99]

4.3.13 Verabreichung und Dosierung

Aus verschiedenen Krankengeschichten und Berichten geht hervor, dass Dr. Schüßler jeweils nur einen Mineralstoff, eventuell im Wechsel mit einem anderen, verabreichen ließ. Er sagte in *Eine Abgekürzte Therapie,* die Verabreichung zweier Mittel im Wechsel sei nur ausnahmsweise

[99] Dr. Schüßler „ Eine Abgekürzte Therapie“ Oldenburg/Leipzig 1904 S. 8

gestattet, wenn sie unvermeidlich sei. Schüßler und seine ersten Schüler verordneten die Funktionsmittel in abgekochtem Wasser.[100] Über den Oldenburger biochemischen Verein heißt es, dass dieser noch 1951 alle biochemischen Mittel flüssig über die Firma J. H. Schaub bezog.

4.3.14 Eine Antlitz-Diagnostik

In der 25. Auflage von Eine Abgekürzte Therapie sprach Schüßler die Entwicklung einer Antlitzdiagnostik zum Auffinden der vom Körper benötigten biochemischen Mineralstoffe an. Sie dürfe zwar nicht allein die Wahl des anzuwendenden Mittels bestimmen, könne aber die Wahl erleichtern oder bestätigen. Doch nur derjenige könne ein „Antlitzdiagnostiker“ werden, der ausschließlich mit biochemischen Mitteln behandle und keine anderen Therapien zusätzlich anwende. Auch sei es für die Antlitzdiagnostik notwendig, immer nur ein Salz zu geben. *„Es ist von verschiedenen Seiten behauptet worden, die Biochemie reiche für alle Fälle nicht aus. Den betreffenden rufe ich zu: Studiren Sie mal gründlich die Antlitz-Diagnostik. Wenn Sie dieselbe kapiert haben werden, kann der Fall eintreten, daß Sie sich veranlaßt sehen, zum Beispiel Magnesia phosphorica gegen einen septischen Zustand in Anwendung zu ziehen. – Sie werden demzufolge eine Heilung konstatieren.Der bezügliche Unterschied zwischen dem genannten Mittel und dem Kali phosphoricum läßt sich einstweilen durch Worte nicht genau ausdrücken.“*[101]

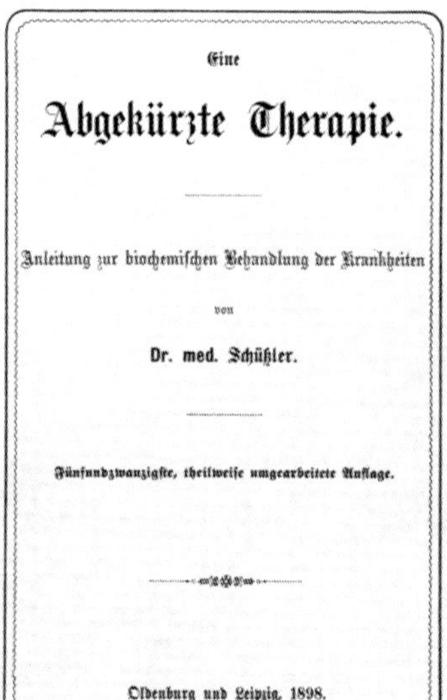
Eine

Abgekürzte Therapie.

Anleitung zur biochemischen Behandlung der Krankheiten

von

Dr. med. Schüßler.

Fünfundzwanzigste, theilweise umgearbeitete Auflage.

Oldenburg und Leipzig. 1898.

Schulzesche Hof-Buchhandlung und Hof-Buchdruckerei.

(A. Schwartz.)

[100] vgl. Jürgen W. Ulpts a.a.O. S. 83 99 Dr. Schüßler a.a.O. S. 62

[101] vgl. Jürgen W. Ulpts S. 73

4.4 Die geschichtliche Entwicklung der Biochemie

4.4.1 Dr. Albert Reiff und Paul Friedrich August Meyer

Dr. med. Albert Reiff, seit 1894 praktizierender Arzt in Oldenburg, hatte mit Schüßler in dessen letztem Lebensjahr intensiven Kontakt. Da er beschlossen hatte, seine Praxis vollständig auf die Anwendung der Biochemie umzustellen, beriet ihn Dr. Schüßler sehr eingehend und er durfte ihn jederzeit zu Hause aufsuchen. Schließlich bestimmte Dr. Schüßler Dr. Reiff zu seinem Nachfolger. Nach Schüßlers Tod machte es sich Reiff zur Lebensaufgabe, der Welt die Richtigkeit der biochemischen Heilmethode zu beweisen. Dabei führte er auch einen Gerichtsprozess gegen die Leitung der „Internationalen Hygiene-Ausstellung Dresden", die versucht hatte, die Biochemie als Aberglauben abzuqualifizieren.

Paul Friedrich August Meyer, ein medizinischer Laie, fand zur Biochemie, als sein Sohn Hermann schwer an der Diphtherie erkrankte und der behandelnde Arzt ihn schon aufgegeben hatte. Dr. Schüßler verordnete sechs Tropfen eines biochemischen Funktionsmittels, wahrscheinlich Kalium chloratum, viertelstündlich in abgekochtem Wasser einzunehmen, und das Kind erholte sich. Nach der Genesung bedankte sich August Meyer und wurde ein Anhänger der Biochemie. Er erhielt von Dr. Schüßler zweimal in der Woche medizinischen Unterricht.[102]

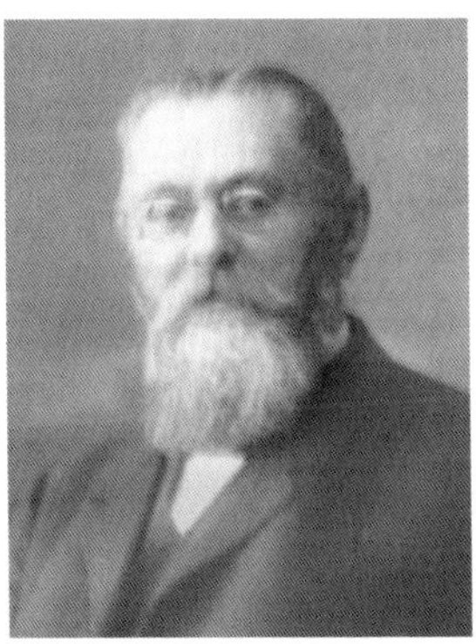
Paul Friedrich August Meyer

4.4.2 Die Gründung des ersten Biochemischen Vereins

Am 17. Juli 1885 gründete Paul Friedrich August Meyer zusammen mit sechs weiteren Anhängern der Biochemie den „Biochemischen Laien-Verein Oldenburg". Es war der erste biochemische Verein weltweit. August Meyer gab auch die erste biochemische Zeitschrift heraus

[102] a.a.O. S. 82 f

und verfasste sein damals sehr populäre Buch *Die Biochemie Dr. med. Schüßlers*, worin er neben einer Einführung in die Biochemie auch ihre Anwendung bei allen bekannten Krankheiten beschrieb. Natürlich wurde er auch stark angefeindet. August Meyer starb 1927.

4.4.3 Der Biochemische Bund Deutschlands

Auf die Gründung des Oldenburger Vereins folgten schnell auch Vereinsgründungen in anderen deutschen Städten. *„Die Vereinsgründer hatten sich hohe Ziele gesetzt. So schufen sie eine Stiftung zum Bau eines Krankenhauses, die jedoch in den Inflationswirren wieder zugrunde ging. Erst nach dem Kriege konnte dann hier in Hahnenklee dieses frühe Ziel verwirklicht werden. … Nach dem 1. Weltkrieg gibt es in Deutschland ca. 70 Vereine, zusammengeschlossen in drei Verbänden, dem Jade-Verband, dem Schüßlerbund und dem Verband der Biochemischen Vereine, die dann 1922 zum Biochemischen Bund Deutschlands mit gut 70 000 Mitgliedern und dem Oldenburger Wilhelm Töllner als Präsidenten verschmelzen. Seine Blütezeit erlebte der Biochemische Bund Deutschlands Ende der zwanziger Jahre. In einem eigenen Verwaltungsgebäude in Potsdam-Babelsberg, das heute die Brandenburgische Forstverwaltung beherbergt, betrieb der Bund eine zentrale Organisation mit über 20 hauptamtlichen Mitarbeitern, eigenen Labors, einem eigenen Verlag, einer regen Werbeabteilung und einem Hörsaal für die Fortbildung der ‚Propaganda-Redner'.*"[103]

1932 wurde vor den Werksanlagen der Firma Madaus in Radebeul bei Dresden ein Denkmal für Dr. Schüßler errichtet. Anlässlich des 10. Bundestages des Biochemischen Bundes Deutschlands wurde das Denkmal eingeweiht, aber nach dem Zweiten Weltkrieg demontiert.
Nach der Gleichschaltung des Biochemischen Bundes Deutschlands während der Zeit des Dritten Reiches erfolgte 1946 die Neugründung. Präsident wurde wieder Wilhelm Töllner, dessen Vater einst eng mit Dr. Schüßler befreundet gewesen und der als Kind noch von Dr. Schüßler persönlich behandelt worden war. Er hatte die Leitung bis zu seinem Tod

[103] a.a.O.

1961 inne. 1949 wurde in Hahnenklee unter Leitung von Dr. Jaedicke ein biochemisches Sanatorium gegründet, das aber heute nicht mehr besteht.[104]

4.4.4 Der Arbeitskreis praktische Biochemie (ABC)

Der Arbeitskreis für praktische Biochemie im Fachverband Deutscher Heilpraktiker e.V. besteht seit über 30 Jahren. In dieser Organisationsform haben sich die an der Biochemie interessierten Heilpraktiker zusammengefunden. Der Arbeitskreis hat folgende Ziele:

Lehre und Verbreitung des Modells, das der Heilweise nach Dr. Schüßler zugrunde liegt, die darauf fußende Vermittlung der praktischen Biochemie als eigenständiges Therapiesystem, Darstellung des obigen Modells und der biochemischen Therapie in lehrbarer Form, Sicherung des biochemischen Nachwuchses in den Reihen der Heilpraktiker, Unterrichtung eines praktischen Umgangs mit den biochemischen Funktionssalzen.

„Die Quintessenz des dem Arbeitskreis für praktische Biochemie zugrunde liegenden Konzeptes ist es nach unserer Vorstellung, das Modell des Lebens und der Natur aus biochemischem Blickwinkel darzustellen. Für die Einzigartigkeit dieses Systems will der Arbeitskreis bei den Anfängern der Biochemie bleibende Neugier wecken und bei den altgedienten Anwendern der Heilweise das Interesse erhalten. Es ist weiterhin das Bestreben der Arbeitskreisleitung, die Heilweise nach Dr. Schüßler der Heilpraktikerschaft zu erhalten.“[105]

Der Arbeitskreis gibt die dreimal im Jahr erscheinenden Rundbriefe heraus und hält einmal im Jahr eine Tagung in Fulda ab. Der Arbeitskreis wird von der Firma ISO-Arzneimittel GmbH, Regensburg, unterstützt.[106]

[104] Jörgensen, Hans-Heinrich „120 Jahre Biochemie – Festvortrag zum Bundeskongress des BBD 1994 in Hahnenklee

[105] a.a.O.

[106] Arbeitskreis für praktische Biochemie im Fachverband Deutscher Heilpraktiker e.V. Sekretariat: ISO-Arzneimittel, Postfach 447, 76258 Ettlingen, Tel.: 07243/106-161 - Fax: 07243/106-169

4.4.5 Dr. hc Kurt Hickethier und die Antlitzdiagnose

Dr. hc Hickethier gebührt das Verdienst, Schüßlers Hinweise auf eine Antlitzdiagnose weiterverfolgt und diese begründet zu haben. Er hat seine Erkenntnisse in dem Buch *Sonnerschau, Lehrbuch der Antlitzdiagnostik* erstmals veröffentlicht. Ich habe den Eindruck, dass er viele Jahre in der biochemischen Bewegung ein Außenseiter blieb und nicht die gebührende Aufmerksamkeit fand.

1891 geboren zog er sich zusätzlich zu seiner Bechterw'schen Erkrankung im Ersten Weltkrieg eine Malaria zu. Bei den allopathischen Ärzten fand er keinerlei wirksame Hilfe. Er wandte sich daher der Naturheilkunde zu, stieß auf die Biochemie und erlangte mit ihrer Hilfe eine erstaunliche Besserung seiner Beschwerden. Intensive Auseinandersetzungen mit Schüßlers Gedanken und seine gute Beobachtungsgabe gepaart mit Intuition befähigten ihn, die biochemische Antlitzdiagnose zu entwickeln und zu verbreiten. Er nannte die Antlitzdiagnostik „Sonnerschau" und die von ihm ausgebildeten Berater „Sonner". Vielleicht übertrieb er den Wert dieser Antlitzdiagnostik etwas, wenn er sagte: *„... die Biochemie (ist) die nie fehlende und am besten wirkende Heilkunst, wenn sie nach der Sonnerschau angewandt wird.*"[107]

Für Hickethier war die Biochemie eine „Befriedigungsheilweise", denn sie substituiert fehlende Mineralstoffe in der Zelle. Auch schloss er sich Schüßler in der Überzeugung an, die in den verabreichten Mineralstoffen enthaltenen Atome würden von den Zellen des Körpers aufgenommen und den betreffenden Mangel direkt beheben. Allerdings ging Hickethier einen Schritt weiter als Schüßler und erlaubte, bei Bedarf auch mehrere verschiedene Funktionsmittel in kurzem zeitlichem Abstand zu geben.

„Nun sind seit Schüßlers letztem Federzuge einige Jahrzehnte vergangen, die zunehmend dem allgemeinen Gesundheitszustand große Verschlechterungen brachten. Ich habe seinerzeit die Öffentlichkeit darauf aufmerksam gemacht. Es sind mehrere Salze, die zur Zeit fast jedem Menschen fehlen. Alle die, die das Glück haben, nur gut arbeitende Empfindungsnerven aufweisen zu

[107] Dr. hc Kurt Hickethier „Lehrbuch der Biochemie" Kemmenau 1998 S. 63

können, haben über mancherlei Krankheitsäußerungen zu klagen. Mehrere Beschwerden sind durch ein und dasselbe Salz zu heilen. Es liegen aber noch weitere Beschwerden vor, die wieder andere Salze benötigen. Außerdem will ich nur zwei Krankheiten nennen, die an sich schon mehrere Mittel erfordern, wenn man die gesamte Krankheit beseitigen will. Da haben wir den Gelenkrheumatismus. Seine Ursache besteht im fehlenden phosphorsauren Natron. Es bilden sich harnsaure Salze, zu deren Beseitigung Silicea erforderlich ist. Schließlich wird das Knorpelgewebe der Gelenke getroffen. Zum Knorpelgewebe steht das Chlornatron in Beziehung, weshalb man Natrium chloratum (Natrium muriaticum) braucht, um das Knorpelgewebe wiederherzustellen. Damit darf man sich keineswegs begnügen; denn ohne Beseitigung der Übersäuerung und des Mangels an Kieselsäure kann man nicht auf eine Dauerheilung rechnen."[108]

Hickethier verordnete ausschließlich die von Dr. Schüßler eingeführten 11 Funktionsmittel, auch keines der später hinzugekommenen Erweiterungsmittel. Er war ein außerordentlich begabter Heilpraktiker, der großen Zulauf hatte und dessen Veröffentlichungen von einem gewaltigen Erfahrungsschatz zeugen. 1926 gründete Hickethier in Ellrich in seiner Heimat Thüringen das „Schüßlerheim", später das „Kurhaus Hickethier" auf Schloss Clettenburg. 1926 erhielt er für seine Verdienste auf dem Gebiet der Biochemie und Antlitzdiagnnose die Ehrendoktorwürde des Pittsburgh College of Naturopathy in den USA.

Ab 1938 wurde Hickethier mit Berufsverbot belegt und kam schließlich 1947 auf der Flucht vor den sowjetischen Besatzern in den Westen, wo er seine Tätigkeit als biochemischer Heilpraktiker und Antlitzdiagnostiker wieder aufnehmen konnte. Kurt Hickethier verstarb 1958 in Diez im Westerwald. Hickethier war auch Begründer einer speziellen Sehschulung sowie einer Wirbelsäulenpflege und einer Nervenmassage und entwickelte die Hickethier-Gesundheitsbäder.

[108] Kurt Hickethier „Lehrbuch der Biochemie" Kemmenau 1998 S. 63

4.4.6 Die Erweiterungsmittel

Schüßler hielt die von ihm erforschten Mineralstoffe als ausreichend für die Heilung aller Krankheiten. Zu seinen Lebenszeiten war die Wissenschaft noch nicht so weit, auch andere anorganische Stoffe als zum ständigen Bestand des Körpers und damit der Zellen gehörend nachzuweisen. *„Schüßler weigerte sich auch in späteren Jahren das Jod in seine Mittelreihe aufzunehmen, vermutlich weil es ein Halogen ist, das in einfachen anorganischen Verbindungen als Anion auftritt und er nur Chlorate, Phosphate und Sulfate als Funktionsmittel anerkannte. Dem Kupfer verweigerte er seine Zustimmung, weil der wissenschaftliche Nachweis seiner Unerlässlichkeit noch nicht erbracht war. Manche Argumente Schüßlers waren – wie wir heute wissen – nicht stichhaltig. Dennoch war er durchaus nicht so streng in seinen Forderungen – wie seine Nachfolger ihm nachsagten – und auch nicht ganz frei von Inkonsequenzen: Bei der Nr. 1 Calcium fluoratum handelt es sich bei Fluor sowohl um ein Anion und Halogen als auch um ein Spurenelement, bei Nr. 11 Silicea – Kieselsäure – um kein Salz, sondern um die stabile Form des Siliziumdioxids ($Si0_2$, wasserfreie Kieselsäure). Auch die Karbonate, die überall im Körper regelmäßig auftretenden Anionen, lehnte Schüßler für seine biochemische Mittelreihe ab. Als ausscheidungspflichtige Substanzen traute er ihnen keine physiologische Funktion mehr zu.“*[109]

Nr. 12, Calcium sulfuricum, das er noch in der ersten Ausgabe von *Eine Abgekürzte Therapie* als Funktionsmittel der Zelle ansah, ersetzte er in späteren Ausgaben durch Nr. 9 und Nr. 11. Allerdings sind seine wissenschaftlichen Bedenken heute überholt, viele biochemisch arbeitende Therapeuten verabreichen wieder das Calcium sulfuricum mit sehr guten Ergebnissen.

Pionier der Erweiterungsmittel war D. Schöpwinkel. Dieser zog allerdings in Ermangelung genauerer wissenschaftlicher Erkenntnisse die homöopathischen Mittelbilder für die Indikationen dieser Mineralstoffe heran, was bis heute bei den meisten Biochemikern weiter so gehandhabt wird. Verschiedene Autoren und Firmen brachten weitere Mittel ein,

[109] Joachim Broy „Ergänzungsmittel zur Mineralstofftherapie nach Dr. Schüßler“, München 2000 S. 13

so dass heute die klassischen Erweiterungsmittel mit den inzwischen üblichen Nummerierungen vorliegen. Dabei handelt es sich um folgende Funktionsmittel:

Nr. 13 Kalium arsenicosum
Nr. 14 Kalium bromatum
Nr. 15 Kalium iodatum
Nr. 16 Lithium chloratum
Nr. 17 Manganum sulfuricum
Nr. 18 Calcium sulfuratum
Nr. 19 Cuprum arsenicosum
Nr. 20 Kalium-Aluminium sulfuricum
Nr. 21 Zincum chloratum
Nr. 22 Calcium carbonicum
Nr. 23 Natrium bicarbonicum
Nr. 24 Arsenum iodatum
Nr. 25 Aurum chloratum natronatum
Nr. 26 Selenium
Nr. 27 Kalium bichromicum

4.4.7 GBA – Gesellschaft für Biochemie und Antlitzanalyse

Die „Gesellschaft für Biochemie nach Dr. Schüßler – Schüßler-Salze und Antlitzanalyse" besteht seit 2001 und hat ihren Sitz in Zell am See (Österreich). Vorsitzender ist Thomas Feichtinger. Die Gesellschaft hat es sich zur Aufgabe gemacht, der Allgemeinheit zu dienen, vor allem im Sinne der Volksgesundheit, in dem sie aufgrund eines umfassenden Menschenbildes Hilfestellung für ein gesundes Leben im Sinne von Krankheitsvorsorge und Gesundheitspflege bietet. Insbesondere soll die von Dr. Schüßler begründete Mineralstofflehre gepflegt, das Wissen verbreitet und die von Kurt Hickethier gegründete Antlitzanalyse weiterentwickelt und gefördert werden. Der Verbreitung des Wissens um die Erhaltung der Gesundheit soll ein breiter Rahmen in Form von Veranstaltungen und Veröffentlichungen gewidmet werden, wobei auch Themen zur Sprache kommen, die nicht nur auf die Biochemie nach Dr. Schüßler – Schüßler-Salze und die Antlitzanalyse beschränkt sind. Die Gesellschaft bezweckt, durch Informationsabende, Seminare, Tagungen und durch persönlichen Kontakt ihrer Mitglieder sowie durch Zusammenarbeit mit Fachkräften das Wissen über die Mineralstoffe, deren Einsatz und die Erfahrung mit der Antlitzanalyse zu fördern. Es wird dabei kein materieller Gewinn erstrebt. Der Tätigkeitsbereich erstreckt sich, zumindest überwiegend, auf das österreichische Bundesgebiet. Die Gesellschaft hat aber auch zahlreiche Mitglieder in der Bundesrepublik Deutschland.

Alle Mineralstoffberater nach Dr. Schüßler, die Referenten für die diversen Seminare sowie alle, die sich für die Belange der Biochemie nach Dr. Schüßler – Schüßler-Salze und der Antlitzanalyse in besonderem Maße engagieren, finden in der Gesellschaft ihre Heimat. Sie werden nicht nur in ihrer Arbeit durch verschiedenste Materialien unterstützt und durch Fachinformationen auf dem Laufenden gehalten, sondern auch durch spezielle Fortbildungsveranstaltungen gefördert und weitergebildet, um eine möglichst gute Qualität der Beratung zu gewährleisten. Eine Mitgliederzeitschrift berichtet über den neuesten Stand der Entwicklung von Themen der Gesellschaft. Die Mitglieder werden über alle Veranstaltungen der Gesellschaft informiert, damit sie sich auch aus eigenem Interesse und Bedürfnis heraus mit den Themen ihrer Wahl auseinander setzen können. Außerdem stehen den Mitgliedern für Anfragen immer Fachleute für die Biochemie nach Dr. Schüßler – Schüßler-Salze zur Verfügung.

Jedes Mitglied unterstützt durch seinen Beitrag die Idee Dr. Schüßlers und vor allem die Weiterentwicklung dieser Heilweise. Es wird sozusagen zu einem Förderer, damit sich Spezialisten in besonderem Maße mit dieser speziellen Thematik auseinander setzen können. Dasselbe trifft auch für die von Kurt Hickethier entwickelte Antlitzanalyse zu, die von der Gesellschaft für Biochemie nach Dr. Schüßler – Schüßler-Salze und Antlitzanalyse weitergeführt werden soll.[110]

[110] Gesellschaft für Biochemie nach Dr. Schüßler und Antlitzanalyse – GBA, Brucker Bundesstraße 31 A-5700 Zell am See, Tel.: 0043/(0)6542/5504418 www.gba.at.

4.5 Die Biochemie nach Dr. Schüßler heute – unterschiedliche Konzepte und Richtungen

4.5.1 Die drei Hauptrichtungen

Die Biochemie nach Dr. Schüßler erlebt in den letzten Jahren eine zunehmende Beachtung in der Öffentlichkeit, was sich auch an der steigenden Zahl von Veröffentlichungen ablesen lässt. Bei eingehenderer Beschäftigung ist sehr schnell festzustellen, dass es bei den verschiedenen Vertretern der Biochemie sehr unterschiedliche Auffassungen gibt bezüglich der Art der Anwendung der biochemischen Mittel, insbesondere zur Häufigkeit der Gaben und der Zahl der verordneten Mittel. Schüßlers Ansatz wird heute unterschiedlich ausgelegt bzw. weiter verfolgt. Entsprechend den jeweiligen theoretischen Überlegungen werden unterschiedliche Anwendungsweisen der Biochemie propagiert. Da gibt es einmal die Gruppe der – wie ich sie nennen möchte – „homöopathisch arbeitenden Biochemiker“, die mehr oder weniger bewusst homöopathische Regeln an die biochemische Verordnungsweise herantragen. Hier wird mehr oder weniger eine Homöopathie mit den klassischen 11 (12) Mineralsalzen und eventuell einigen Ergänzungssalzen betrieben. Schon zu Schüßlers Lebzeiten haben Homöopathen wie Constantin Hering und James Tyler Kent Arzneimittelprüfungen mit den von Schüßler eingeführten Mitteln durchgeführt und diese dann auch in höheren Potenzen angewandt.

Ein etwas modifiziertes theoretisches Modell geht auf Joachim Broy und den Arbeitskreis für praktische Biochemie zurück, die die Mineralsalze als Informationsträger betrachten. Dr. hc Kurt Hickethier begründete die Anlitzdiagnose und sprach von einer wirklichen materiellen Versorgung der Zelle mit Mineralstoffen. Dieser Ansatz wurde von Thomas Feichtinger und Susana Niedan-Feichtinger weiterverfolgt.

4.5.2 Boericke und Dewy

Wenden wir uns als Erstes den homöopathisch beeinflussten Biochemikern zu. Bereits 1888 erschien in Amerika *The Twelve Tissue Remedies of Schussler comprising of The Theory, Therapeutic Application, Materia medica & a complete Repertory of Tissue Remedies, Homoeopathically and Bio-Chemically considered* von Boerike und Dewy. Dieses Werk ist insofern interessant, als hier sehr deutlich die homöopathische Auslegung der Biochemie dargestellt wird.

Ich zitiere aus dem Vorwort zur ersten Auflage in eigener Übersetzung: *„Wir glauben, dass die einzige Hoffnung für die zukünftige Entwicklung dieser großartigen Mittel in ihrem Studium besteht, hauptsächlich gemäß der Methode der Homöopathie; sie sollten genauso sorgfältig geprüft werden wie bereits Natrium muriaticum und Silicea, und dass allein die Ergebnisse dieser (Arzneimittel-)Prüfungen die genauesten Indikationen für ihre therapeutische Anwendung liefern. … Genaue und systematische Prüfungen von Arzneien an Gesunden sind die einzig wahre Methode für die Entwicklung unserer Materia medica; aber das ist gerade wegen ihrer Vortrefflichkeit eine Sache mit langsamen Fortschritten, und man konnte nicht der Versuchung widerstehen, andere, kürzere, mehr oder weniger fragwürdige Wege zu beschreiten, die manchmal allerdings bewunderswerte Ergebnisse zeigen. Die wichtigste solcher Abweichungen ist die Heranziehung von klinischen Symptomen; wenn diese vorsichtig benutzt werden, kann diese Quelle von unschätzbarem Wert sein, wie unsere klinische Erfahung oft beweist.“*[111]

Im weiteren Verlauf gehen die Autoren auch auf die Beziehung von Homöopathie und Biochemie ein und präsentieren eine Theorie der Wirkungsweise der biochemischen Funktionsmittel, die daraufhin von vielen Autoren aufgegriffen wurde. *„Er (Schüßler) und andere behaupten, die Wirkung der Gewebesalze bestehe in dem Ausgleich von Mangelzuständen. Diese Ansicht wörtlich genommen erscheint fragwürdig; denn zum Beispiel bei einer Störung der Moleküle von Natrium muriaticum besteht nicht*

[111] Boericke&Dewy „The Twelve Tissue Remedies of Schussler“ Dehli 1998 (Reprint) aus dem Vorwort zur ersten Auflage

notwendigerweise ein Mangel im Kochsalzbestand des Körpers, sondern vielmehr ein Mangel in der Beständigkeit der Verteilung der im Körper schon existierenden Moleküle. Das Salz als Heilmittel verabreicht gleicht nicht einen Mangel oder ein Fehlen von Kochsalz aus, da die verabreichte Menge dafür in der Regel viel zu gering ist, und wenn das der Fall wäre, dann sollte es in großen Mengen mit Nahrung und Getränken verabreicht werden. Der Mangel, der ausgeglichen wird durch kleine Gaben, ist das Gleichgewicht in der Kette von Natrium chloratum-Molekülen in den betreffenden Geweben, wodurch sie veranlaßt werden ihre Funktion richtig auszuüben.“[112]

Boerike und Dewy sahen also die Biochemie als abgekürzte Homöopathie, die Mineralstoffreize setzt, um den Mineralstoffgehalt des Körpers zu regulieren.

4.5.3 Monika Helmke Hausen

Auch die Heilpraktikerin Monika Helmke Hausen steht ganz auf dem Boden der Homöopathie, wenn sie sagt: *„Dr. Schüßler bereitete die in der Asche gefundenen zwölf anorganischen Lebenssalze nach dem homöopathischen Prinzip auf, dessen Heilkonzept einem anderen genialen Menschen zugefallen war: Dr. Christian Friedrich Samuel Hahnemann, dem Begründer der Homöopathie. Und so verbanden sich die Genien zweier Männer und zweier kosmischer Urideen zu einem: der homöopathischen Mineralsalztherapie. Das Bild und die Idee eines spezifischen Heilmittels – im Rahmen der Schüßlertherapie eines der zwölf Lebenssalze – sollten demnach mit dem Bild, der Idee und dem Wesen einer individuellen Krankheit oder seelischen Störung so optimal wie möglich übereinstimmen, um ‚überschrieben' und damit gelöscht werden zu können. Das passende Simile, wie es in der Homöopathie genannt wird, muß gefunden werden.*“[113]

[112] a.a.O. S. 29

[113] Monika Helmke Hausen „Lebensquell Schüßlersalze“, Freiburg 1999 S. 48 f

4.5.4 Dr. Berndt Rieger und die psychologische Schüßler-Salz-Therapie

Dr. Berndt Rieger arbeitet nach einem homöopathischen Ansatz. Er orientiert sich vor allem an den Geistes- und Gemütssymptomen, die die Funktionsmittel bei ihrer Prüfung am Gesunden hervorgebracht haben, und setzt die Mineralstoffe nach Dr. Schüßler in Hochpotenzen als Konstitutionsmittel ein. *„Ich bin der Meinung, dass sich Konstitution aus einer Kombination von Erbanlagen und Umwelteinflüssen entwickelt. Wer als Kalium oder Natrium geboren ist, bleibt das auch sein Leben lang. Er kann sich durch radikale Veränderung seiner Lebensumstände aber durchaus von Natrium carbonicum zu Natrium sulfuricum oder Natrium phosphoricum wandeln und wird in einem Fall eher ein Theoretiker sein oder an einer steilen Karriere basteln und im anderen eher eine Nische suchen, in dem er seinen angeborenen Arbeitswillen für Gefühlsinhalte einsetzt. … Es wäre ja beschämend, wenn eine Konstitutionstherapie nicht in der Lage wäre, verändernd in das Leben des Behandelten einzugreifen.“*[114]

Man sieht, es handelt sich hier um eine rein homöopathische Herangehensweise. Allerdings gibt Rieger zu, dass es auch andere Wege als die „Antlitzkunde“ und „Stoffwechselkunde“ gebe, um die passenden Funktionsmittel zu finden.

4.5.5 Friedrich Barthelmeyer und die klassische Biochemie

Nun folgt ein Vertreter der Richtung der Biochemie, die die ursprüngliche Lehre Dr. Schüßlers bewahren möchte. Friedrich Barthelmeyer beschreibt den Unterschied zwischen Biochemie zur Homöopathie so: *„Während die Homöopathie nach der Ähnlichkeitsregel (similia similibus currentur) die Mittel auswählt, richtet sich die Biochemie nach den Symptomen und der Anlitz-Diagnose. Die Homöopathie benutzt Mittel aus dem Tierreich, der Pflanzenwelt und der Erde. Die Biochemie geht an den Ursprung, an die Quelle allen Lebens, darum entnimmt sie die Mineralstoffe den Quellen oder*

[114] Dr. Berndt Rieger „Psychologische Schüssler-Salz-Therapie“ Neckarsulm 2004 S. 98

dem Erdreich.“[115]

Zur Mittelwahl und Dosierung gibt Barthelmeyer folgende Hinweise: *„Als oberstes Gebot muß gelten, dass die Biochemischen Mineralsalze nur in der von Dr. Schüßler begründeten Mittelfindung und Dosis angewendet werden. – Diese Form nennt man die ‚Klassische Biochemie'. Es ist stets sorgfältig zu prüfen, welches Mittel zur Anwendung kommen muß.*

Stehen verschiedene Mittel zur Auswahl, so sind die Charakteristiken der einzelnen Mittel gründlich miteinander zu vergleichen, und zwar so lange, bis nur ein Mittel bleibt. Müssen in einem Ausnahmefall einmal zwei Mittel eingenommen werden, so werden diese im Wechsel eingenommen, d. h. es dürfen nie gleichzeitig zwei verschiedene Mittel genommen werden. Daraus, dass Schüßler nicht klar und eindeutig gesagt hat, dass im normalen Falle, also bei zum Beispiel chronischen Leiden, nicht mehr als dreimal bis viermal am Tage je eine Gabe zu geben ist (Ausnahmen: akute Fälle, s. o.), glauben heute manche ableiten zu können, dass alles erlaubt sei, was Schüßler nicht ausdrücklich abgelehnt hat. Es ist eine Ausrede zu behaupten, dass heute andere Verhältnisse herrschen würden als zu Schüßlers Zeiten und deshalb andere Mengen benötigt würden als zu Schüßlers Zeiten. Wer solches behauptet, der möge einmal nachrechnen, wie groß die Tablettenmenge sein muß, um nur ein Gramm eines Mineralsalzes dem Körper zuzuführen. Er wird leicht Gewichte errechnen, die Tonnen betrragen können. Nicht die Menge eines Mineralsalzes soll helfen, sondern nur der von ihr ausgehende Impuls soll eine Funktion in Gang setzen. Mengen schaden hierbei nur. Diesen Grundsatz müssen wir uns stets vor Augen halten. Mengen helfen nicht, sie blockieren!“[116]

Obwohl Barthelmeyer sich von der Homöopathie abgrenzt, gibt er entscheidende Grundsätze Hahnemanns nicht preis, nämlich die Gabe ausschließlich von Einzelmitteln, die Auswahl der zutreffenden Mineralsalze durch Symptomenvergleichung, bis nur ein Funktionsmittel übrig bleibt, und schließlich die Betrachtung der Biochemie als reine Reizheilweise. Dabei besteht die Übereinstimmung mit Dr. Schüßler darin, dass auch dieser gewöhnlich die Mineralsalze einzeln oder im Wechsel verabreichte.

[115] Friedrich Barthelmeyer „ Dr. Schüßlers Biochemie“ , Freiburg 1993 S. 15 f
[116] a.a.O. S. 26 ff

4.5.6 Konrad Thome

Auch der *Wegweiser zur biochemischen Mittelfindung* von Konrad Thome[117] mit einem biochemischen Fragebogen geht letztendlich den homöopathischen Weg der Mittelfindung durch Symptomenvergleich, um ein einziges passendes biochemisches Mittel zu finden. Wie die Homöopathen bezieht er auch Gemütssymptome mit ein.

4.5.7 Joachim Broy

Klarer grenzt Joachim Broy die Biochemie Dr. Schüßlers von der Homöopathie ab: *„Dem Biochemiker darf die Symptomatik nur dazu dienen, den pathologischen Biochemismus des individuellen Elekrolyt-Haushalts zu ermitteln, um so das geeignete biochemische Mittel zu finden. Dabei kann sich unter Umständen ein ganz anderes Mittel als notwendig erweisen als das für das gegebene Symptom zunächst nahe liegende.“*[118]

Für ihn wirken die Mineralsalze nach Dr. Schüßler als „arzneiliches Signal“. *„Nach den Regeln der Kybernetik können dissozierte Mineralsalze nur aufgrund ihrer Qualität und nicht aufgrund ihrer Quantität wirksam werden. Eine Voraussetzung ist dabei jedoch unerläßlich: Der mineralische Arzneistoff muß infolge seiner spezifischen Struktur auch als Information erkannt werden und auf einen aufnahmebereiten, d. h. diesbezüglich sensibilisierten Organismus treffen – auf ein deterministisches, zielgerichtetes System. Das potenzierte Mineral-Ion bewirkt nicht selbst die physiologische Zustandsänderung, sondern es erregt die in das natürliche Substrat integrierte autonome Regelung. Gerade dieser Umstand weist dem biochemischen Arzneistoff Signalfunktion zu und reiht die Biochemie in die Naturheilverfahren ein.“*[119]

Aus den bereits dargelegten Gründen sind für Broy nur kleine Gaben von potenzierten Mineralsalzen vorstellbar.

[117] Konrad Thome „ Wegweiser zur biochemischen Mittelfindung" , Dormagen 2002
[117] Joachim Broy „Die Biochemie nach Dr. Schüßler“ München 1993, S. 49 f
[119] Joachim Broy a.a.O. S. 16

4.5.8 Dr. Kirchmann

Dr. Kirchmann geht von der Versorgung der Zelle mit Mineralsalzen durch die biochemischen Funktionsmittel aus. Allerdings betrachtet er hauptsächlich die mengenmäßigen Anteile der Mineralsalze im Blut. Seine Anweisungen zur Verordnung orientieren sich an theoretischen Erkenntnissen der modernen Chemie. Deshalb verbietet er, verschiedene Mineralstoffe gleichzeitig einzunehmen.[120]

4.5.9 Rückbesinnung auf Kurt Hickethier

In den letzten Jahren wird Kurt Hickethiers Antlitzdiagnose wieder entdeckt und durch Schriften einem größerem Publikum zugänglich gemacht. Hier sind Peter Emmerich mit seiner in mehreren Auflagen erschienen Antlitzdiagnostik und Martina Räke mit ihrem Buch *Schüßler-Salze - Spuren im Gesicht*[121] zu nennen.

4.5.10 Thomas Feichtinger und Susana Niedan-Feichtinger

Thomas Feichtinger und Susana Niedan-Feichtinger haben wohl mit ihren im Haug Verlag erschienen *Handbuch der Biochemie*[122] – dies Werk entstand in Zusammenarbeit mit Elisabeth Mandl –, und *Antlitzanalyse in der Biochemie nach Dr. Schüßler*[123] für die Weiterentwicklung der Biochemie und die Nutzbarmachung von Schüßlers Erkenntnissen für die heutige Zeit einen entscheidenden Beitrag geleistet. Thomas Feichtingers *Psychosomatik und Biochemie nach Dr. Schüßler*[124] zeigt Verbindungen auf zwischen bestimmten charakterlichen Haltungen und dem erhöhten Verbrauch bestimmter Funktionsmittel im Körper. So kann die Biochemie nach Dr. Schüßler zur unterstützenden Behandlung bei psychosomatischen

[120] vgl. K. Kirchmann „Biochemie Lexikon nach Dr. Schüßler", Hamburg 1976
[121] Martina Räke „Schüßler-Salze – Spuren im Gesicht", München 2004
[122] Th. Feichtinger , E. Mandl , S. Niedan-Feichtinger „Handbuch der Biochemie nach Dr. Schüßler", Stuttgart 2006
[123] Th. Feichtinger, Niedan, S. „Antlitzanalyse in der Biochemie nach Dr. Schüßler", Heidelberg 2001
[124] Th. Feichtinger „Psychosomatik und Biohemie nach Dr. Schüßler", Stuttgart 2003

Störungen werden. Umgekehrt kann es aber auch notwendig sein, an bestimmten charakterlichen Strukturen therapeutisch zu arbeiten, um den Mangel an Funktionsmitteln der Zellen auszugleichen.

Thomas Feichtinger und Susana Niedan-Feichtinger gelang es aufgrund ihrer langen Beratungspraxis und Erfahrung, Kurt Hickethiers Antlitzdiagnostik weiterzuentwickeln. Sie ersetzten Hickethiers Terminus „Antlitzdiagnose“ durch „Antlitzanalyse“, da diese auch unabhängig von der Behandlung von Krankheitsbildern ausschließlich zur Gesundheitspflege und Krankheitsvorbeugung betrieben werden kann. Thomas Feichtinger und Susana Niedan-Feichtinger beschreiben in der Praxis gut verwertbare Zeichen im Gesicht für die Anwendung von Nr. 12, Calcium sulfuricum sowie Nr. 14, Kalium bromatum, Nr. 15, Kalium iodatum, Nr. 19, Curprum arsenicosum, Nr. 21, Zincum chloratum und Nr. 22, Calcium carbonicum. Außerdem führten sie die Mittel Nr. 26, Selenium und Nr. 27, Kalium bichromicum ein.

Auch sie betrachten die Biochemie als Verfahren zur Substitution von Mineralstoffen innerhalb der Zellen und haben sich ebenfalls mit der orthomolekularen Medizin und ihrer Beziehung zur Biochemie nach Dr. Schüßler beschäftigt. Seit einigen Jahren betreibt Susana Niedan-Feichtinger die Firma Adler Pharma in Zell am See. Dort werden neben den Mineralstoffen nach Dr. Schüßler auch hochwertige Cremegele und Kosmetika herstellt, über die die Erkenntnisse Dr. Schüßlers auch als äußere Anwendung genutzt werden können.[125]

4.6 Reiz oder Substitution?

4.6.1 Wie verstand Dr. Schüßler seine Biochemie?

Es wurde bereits dargelegt, dass schon seit den Lebzeiten Dr. Schüßlers die unter den Anhängern der Biochemie weit verbreitete Meinung vertreten wurde, dass die Funktionsmittel einen feinen Reiz (Reizheilweise) ausüben, der den Mineralhaushalt ins Gleichgewicht bringt. Die in der Biochemie

[125] Adler Pharma, Mag. Pharm. Susana Niedan, Brucker Bundesstraße 25, A-5700 Zell am See

nach Dr. Schüßler verabreichten Funktionsmittel würden dann – um mit Joachim Broy zu sprechen – Signalfunktion haben, die sich positiv auf die Verfügbarkeit und Resorption der Mineralstoffe des Körpers auswirkt und darüber die Homöostase, das biologische Gleichgewicht des Organismus, wiederzuerlangen hilft. Ähnlich wäre auch die Wirkung homöopathischer Hochpotenzen der Funktionsmittel zu verstehen, und das wird auch von Homöopathen so gesehen.

Dr. Schüßler erklärt die Wirkung seiner Funktionsmittel im Organismus dagegen so: „... *die zu Heilzwecken anzuwendenden biochemischen Mittel vollführen im Krankheitsherde Molekularbewegungen, in welche Theilchen eines homogenen Blutserum-Mineralstoffes hineingeraten. Auf solche Weise wird den Zellen ein Flickmaterial verschafft.*“[126]

In *Eine Abgekürzte Therapie* äußert sich Schüßler wie folgt: „.. *Der Grundsatz, nach welchem ein Mittel gewählt wird, drückt diesem sein Gepräge auf - ein nach dem Ähnlichkeitsprinzip gewähltes Mittel ist ein homöopathisches, ein Mittel aber welches den Mineralstoffen des Organismus homogen ist, und dessen Anwendung sich auf die physiologische Chemie gründet, ist ein biochemisches.*“[127]

Meines Erachtens – um es noch einmal zu sagen – sprechen diese und schon angeführte weitere Äußerungen Schüßlers dafür, dass es ihm um die molekulare Substitution von Mineralstoffen in den Zellen ging, nicht um eine homöopathische Wirkung oder eine Information. Die Beziehung der zu Heilzwecken verabreichten Funktionsmittel mit den „homogenen Blutserum-Mineralstoffen“ lässt sich nach meiner Ansicht am besten mit dem von Thomas Feichtinger und Susana Niedan-Feichtinger entwickelten Mikro-Makro-Modell der Mineralstoffe erklären. Letztendlich ist aber für eine nutzbringende Anwendung der Biochemie zum Wohle kranker Menschen bzw. zur Stabilisierung der Gesundheit nur die Erfahrung entscheidend. Alle Theorien und Modelle müssen sich in der Praxis bewähren.

[126] Dr. med.Schüßler „Hensel's ‚physiologisches Backpulver' vordem forum der physiologischen Chemie“ Oldenburg o.J.

[127] Dr.med. Schüßler „Eine Abgekürzte Therapie“, Oldenburg und Leipzig 1904 S. 4

4.6.2 Die Reiztherapie

Kurt Hickethier zitierte den Mediziner Schulz, der erklärte, was als Reiz zu verstehen sei: *„Jeder Umstand, der das physiologische Gleichgewicht einer einzelnen Zelle oder eines großen Gemeinwesens von Zellen, eines Organs oder eines Organismus stört, wirkt als ein Reiz. Danach werden unsere Organe es auch als einen Reiz empfinden müssen, wenn sie eine Einbuße erleiden an einem ihnen notwendig angehörenden, unorganischen Bestandteile. Umgekehrt unterliegen dieselben Organe einer Reizwirkung, wenn sie mit einer zu großen Menge an und für sich eigenen, unorganischen Materials belastet werden. Die Organe antworten auf jeden Reiz, der sie trifft und ein gewisses Maß an Intensität besitzt, durch Veränderungen ihrer Tätigkeit. Schwache Reize fachen die Lebensthätigkeiten an, mittelstarke fördern sie, starke hemmen sie und stärkste heben sie auf. Aber auch durchaus individuell ist, was sich als einen schwachen, einen mittelstarken, einen starken oder sogenannten stärksten Reiz wirksam zeigt.“*[128]

Wer Reiztherapie betreibt, hat mit der Gegenwirkung des Organismus auf den verabreichten Reiz zu rechnen. Hahnemann sprach – wie eingehend dargelegt – von der Kunstkrankheit, die von den Arzneien erzeugt werde und die, wenn sie der ursprünglichen Krankheit nur ähnlich genug sei, diese aufheben könne. Würden sehr starke Reize verabreicht, könne das zu einer Lähmung der Reaktionsfähigkeit, zu einer Überforderung der Regulationsmechanismen des Organismus führen.

Kann dies auch auftreten, wenn die Funktionsmittel der Biochemie nach Dr. Schüßler in zu hohen Dosierungen oder unpassenden Potenzen gegeben werden? Können die Funktionsmittel nach Dr. Schüßler zu einem Vergiftungsbild, einer Arzneireaktion im Sinne Hahnemanns führen? Barthelmeyer scheint davon auszugehen, wenn er darauf hinweist, dass die Mineralsalze nur einen Impuls geben sollen und dass dabei zu große Mengen nur Schaden anrichten können.

[128] Dr. hc Kurt Hickethier „Heilwissen alter und neuester Schule“, Kemmenau 1982 S. 6 f

4.6.3 Substitutionstherapie

Gemäß Kurt Hickethier sind mehrere Kategorien von Heilern zu unterscheiden: Schulmediziner, die feststehende Krankheitsbilder behandeln, zum Beispiel Masern, Scharlach, ein Magen- oder Zwölffingergeschwür (Ulcus ventriculi und Ulcus duodeni) oder einen Bluthochdruck (Hypertonie), mit auf diese Krankheitsbezeichnungen ausgerichteten Therapien. Dabei geht es weniger um individuelle und subjektive Empfindungen und Symptome. Des Weiteren die Chirurgen und schließlich jene Therapeuten aus dem Bereich der Erfahrungsmedizin, denen es darum geht, die Homöostase des Körpers durch gezielte Maßnahmen zu regulieren. Sie nannte er „Reiztherapeuten". Zu ihnen rechnete Hickethier auch die homöopathisch arbeitenden Therapeuten. Wer Reiztherapie betreibt, muss im Sinne der Arndt-Schulze'schen Regel mit gezielten Reizen, die die individuelle Reizbarkeit berücksichtigen, umgehen können.

Die Biochemie nach Dr. Schüßler bezeichnete Hickethier als „Befriedigungsheilweise", wir würden heute passender von „Substitutionsheilweise" sprechen. Die Biochemie befriedige laut Hickethier den Bedarf an Lebenssalzen, die heute besser als „Betriebsstoffe", die die Zellen für ihren normalen Betrieb benötigen, bezeichnet werden. Es soll hier noch hinzugefügt werden, dass diese Bezeichnung im Allgemeinen nur für die in den Regelpotenzhöhen verabreichten Salzen gilt. Homöopathische Hochpotenzen oder sehr niedrige Potenzen der Funktionsmittel können durchaus im Sinne der Homöopathie als Reiz wirken.

4.6.4 Unterschiedliche Betrachtungsweisen

Im Grunde genommen ist es natürlich jedem unbenommen, die Biochemie nach Dr. Schüßler seiner persönlichen Auffassung gemäß als Reiz- oder als Substituitionstherapie auszuüben. Es fragt sich nur, mit welcher Therapieform bessere Ergebnisse erzielt werden. Auf Seminaren und bei persönlichen Begegnungen lernte ich immer wieder Menschen kennen, die allein über die Literatur auf Schüßler und seine Heilweise gestoßen waren und die, ermutigt durch gute Ergebnisse bei den unterschiedlichsten Beschwerden, auch höhere Dosierungen als die von Schüßler und seinen Schülern angegebenen ausprobierten. Als Beispiel soll hier eine Frau angeführt werden, die unter starken Unruhezuständen und Druck am Hals litt, was auf eine gestörte Schilddrüsenfunktion zurückzuführen war. Erst bei einer kurzfristigen Dosierung von 80(!) Tabletten Kalium jodatum D 12 erfuhr sie eine Besserung. Später genügten dann 15(!) Tabletten täglich. Die Besserung zeigte sich auch in den Laborwerten und ersparte ihr eingreifendere Maßnahmen eines „Spezialisten". Margit Müller-Frahling berichtet in ihrem Buch, dass sie unter furchtbaren krampfartigen Schmerzen litt und erst bei einer Dosis von 50 bis 80 Tabletten Magnesium phosphoricum täglich eine dauerhafte Besserung ihrer Beschwerden erlangte.[129]

Andererseits finden sich auch in der Literatur Beispiele für den Einsatz anderer Portenzhöhen. Eventuell kann ein homöopathischer Reiz auch den Anstoß geben, dass die Zelle wieder die angebotenen Mineralstoffe aufnehmen oder die Verfügbarkeit innerhalb des Körpers organisiert werden kann. Allerdings ist dann häufig der Bedarf noch im Antlitz zu erkennen, auch wenn akute Beschwerden schon mit geringeren Gaben verschwinden. Hier ist zu befürchten, dass die Speicher der Mineralstoffe – darüber wird noch berichtet – nicht genügend gefüllt wurden und die betreffende Beschwerde bei geringen Belastungen wieder auftreten wird.

In den letzen Jahren erfährt Dr. hc Hickethier und seine Antlitzanalyse in der Öffentlichkeit eine Renaissance und auch die Nachfrage nach den Büchern von Thomas Feichtinger zeigt, dass hier ein wirkliches Bedürfnis besteht.

[129] Margit Müller-Frahling „Mineralstoffenach Dr. Schüßler", Köln 2005 S. 7

4.7 Die Biochemie nach Dr. Schüßler als Substitutionsheilweise

4.7.1 Der Mikro- und Makrobereich der Mineralstoffe

Ihre langjährigen Erfahrungen in der biochemischen Beratung führten Thomas Feichtinger und Susana Niedan-Feichtinger dazu, ein Modell für die Wirkungsweise klassischer Mineralstoffgaben im Zusammenwirken mit den potenzierten Schüßler'schen Funktionsmitteln zu erarbeiten. Denn schon Homöopathen hatten die Erfahrung gemacht, dass zum Beispiel bei Anämie verabreichte Eisenpräparate besser wirken, wenn zusätzlich potenziertes Eisen gegeben wird. Das Gleiche gilt für eine Therapie mit Kalzium bei Osteoporose. Sobald Nr. 2 in der D 6 zusätzlich zu Kalzium verabreicht wird, erreicht man nach vielen Erfahrungsberichten bessere Werte bei den Knochendichtemessungen.

Schon Dr. Schüßler sprach – er wurde schon zitiert – von den Funktionsmitteln und den Baustoffen. Anorganischen Verbindungen als intrazelluläre Funktionsmittel sind der Bereich der traditionellen Biochemie, wie sie von Dr. Schüßler ins Leben gerufen wurde. Um die anorganischen Verbindungen als Baustoffe musste Schüßler sich noch keine großen Gedanken machen, die gesundheitlichen Belastungen waren zu seinen Lebzeiten noch nicht so groß. Für die Versorgung des Körpers mit den Baustoffen reichte die Ernährung aus. Letztendlich zielte der von Dr. Schüßler beschimpfte Hensel mit seinem Backpulver in Richtung einer grobstofflichen Versorgung mit Baustoffen. Schüßler musste allerdings klarstellen, dass Hensel etwas anderes meinte als er, Schüßler, mit seinen Funktionsmitteln für die Zellen. *„Bedeutungsvoll ist die Betrachtung dieser beiden Ebenen von Mineralstoffen allemal, denn im Körper gibt es für jeden Mineralstoff ein physiologisch festgelegtes Verhältnis zwischen Intrazellulär- und Extrazellulärbereich. Dieses Verhältnis stellt der Organismus immer wieder ein, und es wird über das Stoffwechselgeschehen relativ konstant gehalten. In unserer modernen Sprache hat sich der Begriff ‚Makro-Mineralien' für die Baustoffe und ‚Mikro-Mineralien' für die Funktionsstoffe relativ rasch eingebürgert und wird auch von Wissenschaftlern* *verwendet: Zitat Zeitschrift OM (Orthomolekulare Medizin): Vitalstoffe im Spitzensport, 1. Jahrgang Juni 2003, Seite 24 Interview mit Prof. Dr. med. Heinz Liesen: ‚Die hohen Trainingsintensitäten und Umfänge führen zu einer deutlichen Steigerung des Energiestoffwechsels und damit zu einem erhöhten Umsatz an Makro und Mikronährstoffen.'*

Diese Feststellung kann untermauert werden an einem Beispiel: Dabei geht es um den Energiestoffwechsel für den Sport in Bezug zum Magnesiumhaushalt. 80 % des zellulären ATP (AdenosinTriPhosphat = Energiespeichermoleküle des Körpers) sind komplex an Magnesium (Mikro-Magnesium) gebunden. Wird beim Sport Energie verbraucht, dann wird intrazelluläres Magnesium aus den ATP-Komplexen freigesetzt. Intrazellulär ist jetzt zu viel freies Magnesium vorhanden. Dieses wird aus der Zelle in den Extrazellulärraum abgegeben, wo dann die Niere sehr rasch das erhöhte, jetzt extrazelluläre (Makro-)Magnesium ausscheidet. Das führt zu einer Verarmung an Magnesium in der Zelle und insgesamt zu einer Verarmung an Magnesium im Körper. Durch Einnahme von hoch dosiertem Magnesium (Makro-Magnesium) kann verhindert werden, dass die Zelle Magnesium in den Extrazellulären Raum abgibt, weil im extrazellulären Bereich die Konzentration ohnehin schon hoch ist, dadurch wird das Magnesium für die Dauer der Einnahme sozusagen intrazellulär fixiert. Die Ausscheidung und damit die intrazelluläre Verarmung an Magnesium wird so gestoppt. Das ist der therapeutische Ansatz der orthomolekularen Medizin.
In der Biochemie nach Dr. Schüßler füllen wir intrazellulär Magnesium auf und verhindern so die Mikro-Verarmung der Zelle an Magnesium. Dadurch steht Mikro-Magnesium rasch wieder zur Komplexbindung mit ATP zur Verfügung.

In der Biochemie nach Dr. Schüßler hilft uns dieses Modell, die Wirkung und die biochemischen Zusammenhänge der potenzierten und dadurch hoch verdünnten Mineralstoffe zu verstehen und anzuwenden. Der fein verteilte Bereich der intrazellulär vorkommenden Bestände der Mineralien und Spurenelemente ist das „Schüßler Thema" und soll über die Schüßler Mineralstoffe aufgefüllt werden. Natürlich darf auch die Makro-Ebene nicht vergessen werden, schon wegen des schon erwähnten physiologisch gesunden

Verhältnisses zwischen Mikro- und Makro-Ebene jedes Mineralstoffs.“[130]

Oft wird von Gegnern argumentiert, man könne mit einer so verschwindend kleinen Menge von Mineralstoffen, wie sie in einer D 6 oder gar D 12 enthalten sind, nicht die massiven Mineralstoffmängel einer Osteoporose oder einer Eisenmangelanämie ausgleichen. Da müsse man ja tonnenweise Mineraltabletten schlucken. Dem ist natürlich nur zuzustimmen. Mit den Funktionsmitteln Dr. Schüßlers lässt sich nur der fein verteilte, ionisierte Bedarf innerhalb der Zellen auffüllen. Der grobstoffliche Bereich muss über die Nahrung oder – falls erforderlich – auch eine gewisse Zeitlang über Nahrungsergänzungsmittel zugeführt werden. Während der Einnahme der Funktionsmittel Dr. Schüßlers sollte daher auch auf eine vollwertige Ernährung geachtet werden!

In meiner Praxis habe ich eine Frau erlebt, die unter wiederkehrenden Migräneanfällen litt. Aufgrund der Antlitzanalyse und des Gesprächs wurde ihr unter anderem empfohlen täglich 10 bis 15 Tabletten des Funktionsmittels Nr. 7, Magnesium phosphoricum, in der D 6 einzunehmen, was ihr anfangs half. Dann stagnierte die Besserung. Zusätzlich berichtete sie von einem starken Bedürfnis nach Schokolade. Erst nach der Einnahme eines Magnesiumpräparats aus der Apotheke ging das Schokoladenbedürfnis zurück und die Besserung schritt voran. Schokolade ist relativ magesiumreich. Allerdings will ich nicht behaupten, jedes vermehrte Bedürfnis nach Schokolade zeige an, dass ein grobstoffliches Magnesiumpräparat zusätzlich zu verabreichen ist. Meist reicht die Einnahme des Funktionsmittels Nr. 7 in höherer Dosierung aus.

4.7.2 Das Wasserfassmodell von Kurt Hickethier

Dieses Modell wurde von Kurt Hickethier entwickelt und illustriert das Minimum-Gesetz von Justus Liebig, bezogen auf die Biochemie nach Dr. Schüßler. Es zeigt, wie der Bedarf an unterschiedlichen Mineralstoffen sich auf den Gesundheitszustand von Menschen auswirken kann.

[130] Susana Niedan-Feichtinger „Mineralstoffe im Mikro- und Makrobereich – Funktionsmittel und Baustoffe des Körpers“, Vortrag auf der 3. Tagung der GBA in Zell am See, Mai 2004

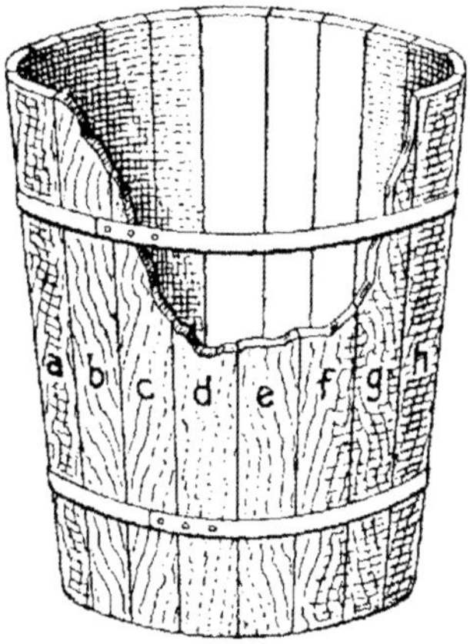

„Es handelt sich um ein Wasserfaß, das durch Witterungseinflüsse usw. den oberen Teil einiger Dauben verloren hat. Von vornherein dürfte klar sein, wie die Höhe des Wasserstandes sich immer nach der kürzesten Daube richtet. Bessern wir nun die Daube ‚d' so aus, daß sie bis an den Rand reicht, wird der Wasserstand immer noch nicht besonders gehoben, weil das Wasser über die Daube ‚e' läuft. Werden alle Dauben gleichnäßig wiederhergestellt, kann das Wasser steigen.“[131]

Dieses Modell hilft zu klären, warum es selten Sinn macht, nur einen oder zwei Mineralstoffe zu verabreichen. Heute haben die meisten Menschen einen hohen Mineralstoffbedarf an meist mehreren Mineralstoffen gleichzeitig. Dies sieht ein in der Antlitzanalyse Ausgebildeter schon im Gesicht. Aber auch das Gespräch liefert Hinweise über die geschilderten Befindensveränderungen.

Schüßler kam wahrscheinlich mit weniger Mitteln auch bei schweren Krankheiten aus, da der Mineralstoffbedarf seinerzeit noch nicht so ausgeprägt war. Viele Menschen, die die Mineralstoffe nach Dr. Schüßler in einer auf sie abgestimmten Auswahl und Dosierung einnehmen, berichten, sie hätten eine Zeitlang ein richtiges Bedürfnis danach. Dies findet eine Erklärung darin, dass der Körper und seine Zellen nun genau die Stoffe bekommen, die sie dringend benötigen. Die Zunahme der Mineralstoffvoräte in den Zellen zeigt sich in erhöhter Energie, Lebensfreude, Schaffensdrang, erholsamerem Schlaf und größerer Widerstandskraft gegen Infektionen. Oftmals berichten Menschen, sie hätten schon durch die Einnahme von einem oder zwei der Mineralstoffe nach Dr. Schüßler Verbesserungen erlebt, Beschwerden seien überraschend zurückgegangen. Das lässt sich damit erklären, dass schon die Zufuhr des am dringendsten benötigten Mineralstoffes, gerade

[131] Dr. hc Kurt Hickethier „Lehrbuch der Biochemie“, Kemmenau 1998 S. 15

dann, wenn dieser Mangel mit Abstand am stärksten ausgeprägt ist, zu einem Anstieg der Lebensenergie und einer verbesserten Funktion des Organismus führt.

Es ist aber hier an Kurt Hickethier zu erinnern, der sagt: *„Nicht Krankheiten zu heilen, sondern Krankheiten zu verhüten, sollte unsere größte Augabe sein. Warum soll man sich erst auf einen Kampf mit den Krankheiten einlassen, wenn man es in der Hand hat, ihnen den Weg zu uns zu versperren. Dazu bietet die Biochemie reichlich Möglichkeiten. Bevor sich die ersten Krankheitserscheinugen bemerkbar machen, sind die Salzmängel bereits im Antlitz zu erkennen, in den meisten Fällen schon sehr lange vorher. Bei chronischen, langwierigen Krankheiten entwickeln sich die Salzmängel schon längere Zeit vorher zu immer größerer Stärke. Ja, es gibt Krankheiten, deren Wurzeln auf Jahre, sogar Jahrzehnte zurückreichen. Später stellen sich dann leichte Unstimmigkeiten ein, die in Folge der schulmedizinischen Denkungsart der Masse unbeachtet bleiben müssen.“*[132]

Ergänzend füge ich hinzu, dass manchmal die antlitzanalytischen Zeichen nicht so aussagekräftig sind, aber eine Menge kleinerer so genannter „Betriebsstörungen“ bestehen, wie unerquicklicher Schlaf, Krampfadern, Herzrhythmusstörungen ohne besonderen Hintergrund, Migräneanfälle, Hautausschläge, ständige Schleimhautsekretionen, ständig vorhandener Blähbauch, Allergien, Reizbarkeit, Beschwerden der Schilddrüse mit normalen (!) Laborwerten, unerklärliche Stimmungsschwankungen, Zaghaftigkeit, Neigung zu unbegründeter Angst oder ein unstillbares Verlangen nach bestimmten Nahrungsmitteln. Ärztliche Untersuchungen führen hier nicht weiter.

4.7.3 Die Speicher der Mineralstoffe

Als konsequente Folgerung aus der Betrachtungsweise der Mineralstoffe nach Dr. Schüßler als Substitution von Mikromineralien für die Zellen stellte Thomas Feichtinger aufbauend auf den Erfahrungen Kurt

[132] Dr. hc Kurt Hickethier „Sonnerschau“, Kemmenau 1988 S. 34

Hickethiers das Speichermodell auf. Eine langfristige Einnahme der Mineralstoffe nach Dr. Schüßler erscheint nur dann sinnvoll, wenn darüber Vorräte angelegt werden können, auf die der Körper bei besonderen Belastungen zurückgreifen kann. So lässt sich der eben geschilderte, später eventuell in Krankheiten einmündende Prozess umkehren oder zumindest verlangsamen. Es ist ja auch eine unbestreitbare Tatsache, dass einige Menschen mit Belastungen wesentlich besser fertig werden als andere und seltener erkranken. Ich spreche hier allerdings nicht von denjenigen, die mit ihrer Gesundheit Raubbau betreiben und irgendwann den totalen gesundheitlichen Zusammenbruch erleiden.

Man sagt im Allgemeinen, manche Menschen, auch ganze Familien hätten eine bessere Veranlagung. In der Sprache der Mineralstoffe nach Dr. Schüßler bedeutet das, dass diese Menschen schon von Geburt an eine bessere Ausstattung mit Mineralstoffen besitzen. Die Erfahrung der die Biochemie nach Schüßler Betreibenden ist es, dass Mineralstoffmängel wohl auch an die Kinder weitergeben werden können, denn oft berichten Menschen zum Beispiel von Haarausfall, Neigung zu Krampfadern oder Nervenschwäche, die sie von ihren Eltern „geerbt“ hätten .

Thomas Feichtinger bezeichnet den „Körper als ein Vorsorgewesen“. Er unterscheidet verschiedene Arten von Speichern der Funktionsmittel im Körper: *„Der Speicher der Funktionsmittel in der Zwischenzellflüssigkeit und im Blut stellt den so genannten Arbeitsspeicher dar, durch ihn werden die laufend anfallenden Anforderugen an den Körper aufgefangen. Die Speicher für die Funktionsmittel in den Zellen bestehen in einer optimalen Auffüllung bzw. Aufladung der Zelle mit Mineralstoffen, über den Betriebsbedarf hinaus, und stellen den Langzeitspeicher dar. Auf diesen Speicher greift der Organismus zu, wenn nach längerer Zeit der Belastung der erschöpfte Arbeitsspeicher wieder aufgefüllt werden muß. Mängel im Langzeitspeicher zeigen uns den Bedarf an Mikro- und Makro-Mineralien an. Wenn der Mangel zu stark und/oder chronisch ist, muss eine Makro-Versorgung mit einbezogen werden. Wir erkennen diese Mängel auch in der Antlitzanalyse.*“[133]

[133] Th. Feichtinger, E. Mandl, S. Niedan - Feichtinger „ Handbuch der Biochemie nach Dr. Schüßler“, Stuttgart 2006 S. 72

Die Biochemie nach Dr. Schüßler und die klassische Homöopathie

5 Die Biochemie nach Dr. Schüßler und die klassische Homöopathie

5.1 Das Bild vom Menschen

5.1.1 Jeder Heilweise liegt eine bestimmte Sicht vom Menschen zugrunde!

Wer sich mit Fragen der Gesundheit und Krankheit beschäftigt, stößt automatisch auf die Frage, was denn Gesundheit eigentlich bedeutet und worauf letztendlich die vielen unterschiedlichen Krankheiten zurückzuführen seien. Der gesunde Menschenverstand sagt, frei sein von belästigenden Symptomen ist Gesundheit, und wer sich krank fühlt, geht zum Arzt oder zu einem Therapeuten, um so schnell wie möglich alle Beschwerden los zu werden. Dahinter steht oft die unausgesprochene Auffassung, bei unserem Organismus handele es sich um einen Apparat, heute würde man wahrscheinlich von einem Computer sprechen, der in seinen Funktionsabläufen gestört ist und daher einer „Wartung" bedarf. Bei der Betrachtung der Zeit Hahnemanns und Dr. Schüßlers wurde dargestellt, von welch unterschiedlichen Gesundheits- bzw. Krankheitsmodellen in der Vergangenheit ausgegangen wurde und wie diese sich veränderten.

Um die Jahrhundertwende vom 19. zum 20. Jahrhundert vollzog sich ein gewaltiger Paradigmawechsel. Es entstand ein neues wissenschaftliches Bild, das zum Teil trotz der Erkenntnisse der Quantenphysik bis heute seinen Einfluss geltend macht. Es war im Gegensatz zu den Anschauungen früherer Zeiten eindeutig materialistisch ausgerichtet. Allerdings soll Moleschott, von dem Schüßler ja maßgeblich beeinflusst wurde, gegen Ende seines Lebens betont haben, *„daß er, da der Stoff nie ohne Kraft (Geist) zu denken sei, eigentlich eine ‚unteilbare Zweieinigkeit', also Monismus, nicht Materialismus lehre."*[134]

[134] aus Karl Vorländer „Geschichte der Philosophie" 1902www.textlog.de/6543.htm

Dr. Schüßler steht außerdem unter dem Einfluss von Virchows Zellularpathologie, den Erkenntnissen von Justus Liebig und Bunges. Allerdings haben wir gesehen, dass er auch irgendwie gegen die Zeitströmung anschwamm, man denke nur an seine Ablehnung von Behrings Diphtherieserum oder der von Robert Koch vorgeschlagenen Impfung. Schüßler ging es darum, den Menschen nicht durch giftige Arzneien zu belasten und über die zelluläre Versorgung mit den Funktionsmitteln die Regulationsmechanismen des Organismus ins Gleichgewicht zu bringen.

Heute machen sich die Schattenseiten des damals so viel gerühmten wissenschaftlichen Fortschritts bemerkbar. In der modernen Medizin erhalten nun Psychosomatik und psychotherapeutische Verfahren einen höheren Stellenwert. Dennoch ist das Bild vom Menschen auch heute weitgehend auf die materiellen, messbaren Veränderungen des Körpers beschränkt, apparative Verfahren werden immer weiter verfeinert, Krankheiten auf Keime zurückgeführt, die es gilt, mit eingreifenden Maßnahmen zu vernichten, so sinnvoll dies in Einzelfällen auch einmal sein mag. Krankhafte Veränderungen des Körpers werden entweder herausoperiert, bestrahlt oder mit teuren Medikamenten, deren Wirkungen nicht immer absehbar sind, in Schach gehalten. Das Auftreten neuer Seuchen wie SARS, Vogelgrippe und AIDS, von Allergien, Autoimmunkrankheiten und nach wie vor Krebs wirft ernsthafte Fragen zu diesem medizinischen Denkansatz auf, zumal er immer weniger bezahlbar wird. Aber auch die auf Justus Liebig zurückgehende Mineraldüngung und der Einsatz von Pestiziden führt zwar zur Steigerung der Erträge, hat aber bedenkliche Auswirkungen auf die Trinkwasserqualität, deren Folgen heute noch nicht absehbar sind und eine ernstzunehmnde Gefährdung der Gesundheit aller Menschen darstellen.

5.1.2 Das Menschenbild in der Homöopathie: Georgos Vithoulkas

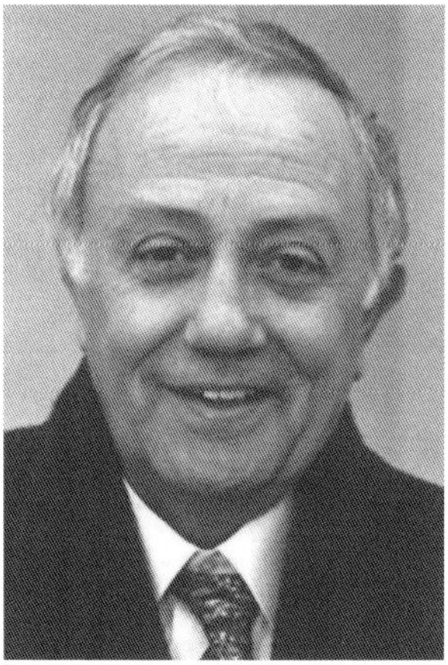

Georgos Vithoulkas

Georgos Vithoulkas gehört zu den zeitgenössischen Homöopathen, die sich über den Menschen, seine Gesundheit und Krankheiten sowie die Gesetze des Heilungsprozesses am meisten Gedanken gemacht haben. Ausgehend von den Erkenntnissen Dr. Hahnemanns und Dr. Kents betrachtet er beim Menschen drei Seinsebenen: die geistig-spirituelle Ebene, die emotional-psychische Ebene und die physisch-materielle Ebene. *„Wir beziehen die spirituale Seite des Menschen in die geistige Ebene mit ein, weil wir sie für deren wichtigsten, erhabensten Teil halten. Er ist jedoch nicht bei allen gleichermaßen entwickelt, sondern läßt Erweckung, und Wachstum zu, weil er in jedem Menschen potentiell in einer Art ‚Schlafzustand' existiert. Vom Wesen her ist die geistige Ebene derjenige Teil unseres Organismus, der Veränderungen in der Wahrnehmung und im Verstand registriert.*“[135]

Als emotional-psychische Ebene bezeichnet Vithoulkas den Teil, der Gefühle erzeugt und wahrnimmt. Die physisch-materielle Ebene ist der Teil unseres Wesens, mit dem sich die moderne Naturwissenschaft am intensivsten beschäftigt hat. Er sieht diese Ebene hierarchisch gegliedert an in:

zentrales und peripheres Nervensystem
Herz- und Gefäßsystem
Hypophyse und einige endokrine Drüsen
Leber und Verdauungstrakt
Lymphsystem
Atmungsorgane

[135] Georgos Vithoulkas „Die neue Dimension der Medizin“, Kassel 1997 S. 42

Nieren und ableitende Harnwege
Hoden/Eierstöcke und Genitalien
Wirbelsäule und Knochengerüst
Muskeln
Schleimhäute
Haut

„Die drei Ebenen unseres Organismus sind miteinander in einem hierarchischen Verhältnis verknüpft; die normale Funktion einer jeden ist von den anderen abhängig. Jede Ebene beseht aus einer Vielzahl komplexer Felder oder Schichten und Organe, und diese stehen wiederum zueinander in einem hierarchischen Verhältnis.“[136]

Diese Hierarchie leitet Vithoulkas aus der beobachtbaren Entwicklung von Krankheiten bei Menschen ab. Anfangs zeige nur der Körper Symptome, wenn diese nicht unter Beachtung der „Naturgesetze“ behandelt, sondern unterdrückt würden, gelange die Störung auf subtilere Ebenen und es komme zu Veränderungen der emotionalen und der geistigen Ebene. *„Ein Beispiel: Leidet eine Frau an Vaginalfluor gleich welcher Genese und erhält dagegen die in der herrschenden Medizin üblichen lokal anwendbaren Zäpfchen, kann sie den Ausfluß oftmals unterdrücken. Es ist aber möglich, daß sie bald von den Verdrängungsfolgen aus tieferen Schichten gequält wird: zum Beispiel von Schlaflosigkeit oder Depression. Sobald der Ausfluß entweder durch Naturgesetzen folgende Behandlung oder die bloßen Abwehrreaktionen eines vitalen Organismus wiederkehrt, verschwinden die Verdrängungsbeschwerden. Bei der Beobachtung eines solchen bei Frauen keineswegs seltenen Falles sehen wir die Verlagerung einer Störung des Gleichgewichts nach innen; sie bleibt dieselbe, ändert aber ihr Erscheinungsbild auf einer wichtigeren Ebene, wird dadurch belastender und gefährlicher. Häufige Chemotherapie durchbricht tatsächlich die erste natürliche Verteidigungssperre des Organismus und zwingt die Erkrankung ins Innere. Weil die in den Zäpfchen enthaltenen Substanzen die naturgemäße Abwehr überlisten, errichtet der Organismus eine zweite Abwehrbarriere in Form von Schlaflosigkeit und Depression. Die Folgebeschwerden nach*

[136] a.a.O. S. 50

derartigen Fluorbehandlungen sind vielgestaltig, weil Reaktionen individuell ablaufen und diejenige Norm annehmen, zu der die betreffende Patientin prädisponiert ist. Derlei Rückwirkungen stellen nicht die oft beschriebenen Nebenwirkungen von Medikamenten dar. Es sind vielmehr der einzelnen Patientin innewohnende Schwächungen sehr komplexer Art, die unter bestimmten Umständen hervorkommen, so hier infolge des durch chemische Substanzen erzeugten Streß. Wenn keine naturgesetzlich korrekte Therapie erfolgt, ist die scheinbare Wirkung des Medikaments lediglich ein Verdrängen oder Unterdrücken der Symptome.“[137]

Für Vithoulkas ist der entscheidende Maßstab für die Gesundheit eines Menschen „der Grad, in dem er die Freiheit zum Schöpferischen besitzt.“

5.1.3 Das Menschenbild in der Biochemie: Thomas Feichtinger

Unter den Anhängern der Biochemie Dr. Schüßlers hat meines Erachtens Thomas Feichtinger den umfassendsten Beitrag zu einem Bild vom Menschen geliefert. Er unterscheidet durch eigene Erfahrung in der Beratung mit kranken und belasteten Menschen sieben Ebenen:

die Ebene des Geistes

die Ebene des Charakters

die Ebene der Bewusstseins

die Ebene der Farbe

die Ebene des Energie

die Ebene des Gefühls

die Ebene des Körpers

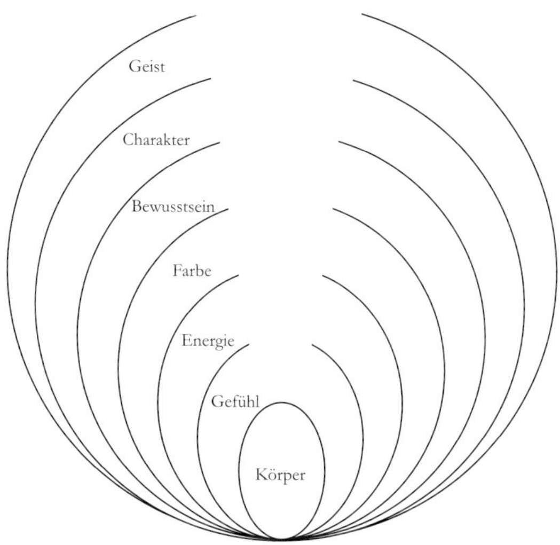

[137] a.a.O. S.51

Auch er betont das Ineinanderverflochtensein der einzelnen Ebenen, da wir Menschen eine unteilbare Ganzheit sind. „*Nicht nur die bildliche Darstellung hat Grenzen, es muß vor allem darauf hingewiesen werden, dass die Größe der einzelnen Ebenen nichts über eine Bewertung aussagt. Die einzelnen Ebenen haben jede für sich eine gewisse Eigenbeweglichkeit, sozusagen ein Eigenleben, sind jedoch insgesamt aufeinander abgestimmt und auf ein sehr sensibles Zusammenspiel ausgerichtet. Es gibt Störungen im Menschen, welche ausschließlich durch Blockaden im gegenseitigen Austausch dieser Ebenen entstehen. Außerdem ist es notwendig, alle Ebenen als wertvoll anzunehmen und keine als minderwertig zu betrachten, wie es manches Mal der körperlichen Ebene gegenüber als angebracht erschien. Alle Bereiche im menschlichen Wesen sind allein schon deshalb wertvoll, weil es sie gibt. Gerade die körperliche Ebene ist sogar die entscheidende, da sie unser Dasein hier in dieser Welt ermöglicht. Somit ist sie auch das wichtigste ‚Kapital', auf das wir mit besonderer Sorgfalt achten sollten.*“[138]

Der Wert dieses Modells besteht unter anderem darin, dass es verständlich macht, dass unter Umständen ein bestimmtes Therapieverfahren nicht die gewünschten Ergebnisse bringt, einfach deswegen, weil es nicht auf der entscheidenden Ebene interveniert. So kann das Verabreichen der Funktionsmittel nach Dr. Schüßler dann erst einmal nicht am Platze sein, wenn es darum geht, einen gestörten Schlafplatz zu sanieren oder eine osteopathische Behandlung das Problem besser trifft. Vielfach ist Psychotherapie der Weg, der erst einmal beschritten werden muss. Er kann dann durch die Einnahme der Mineralstoffe unterstützt werden. Wer einen völlig vereiterten Zahn oder einen perforierten Blinddarm hat, muss chirurgisch behandelt werden, aber auch hier können die Mineralstoffe nach Dr. Schüßler oder auch die Homöopathie den Genesungsprozess bescheunigen.

Man kann die verschiedenen Heilweisen den verschiedenen Ebenen zuordnen, auf denen sie schwerpunktmäßig ansetzen. Selbstverständlich kann aber durch die Intervention auf jeder Ebene auch jede andere beeinflusst werden. Die Biochemie nach Dr. Schüßler hat einen sehr

[138] Thomas Feichtinger „Psychosomatik und Biochemie nach Dr. Schüßler“ Stuttgart 2003 S. 48f

eng eingegrenzten Ansatzpunkt, nämlich die Ebene des Körpers, die Homöopathie reicht je nach Potenzhöhe und Art des Vorgehens von der körperlichen bis in die charakterliche Ebene hinein. Gerade im Bereich der alternativen Heilverfahren gibt es heute eine unglaubliche Vielfalt von Methoden, die alle ihre Anhänger haben, weil jede einen Zugang liefern kann auf dem Weg zur Gesundheit. Wer alles auf Rohkost schiebt, mag ja recht haben für sein Problem, einem anderen, der nichts vom Elektrosmog weiß und Migräneanfälle entwickelt, hilft nicht Rohkost, sondern die Konsultation eines Geopathologen und die Entstörung des Umfeldes.

5.2 Die Gesetzmäßigkeiten von Heilungsvorgängen

5.2.1 James Taylor Kent

Die Homöopathen haben sich am intensivsten mit den Gesetzen von Heilungsvorgängen auseinander gesetzt. James Taylor Kent lehrt, dass es für den Therapeuten sehr wichtig sei, genau zu beobachten, was sich nach der Gabe seiner potenzierten Mittel tue. Dies könne nur anhand der Symptome beurteilt werden. Schon er machte die Beobachtung, dass sich Heilungsprozesse immer zentrifugal entwickeln. Einem Patienten mit rheumatischen Gelenkbeschwerden geht es beispielsweise schlechter, wenn der Rheumatismus in den Knien und Fußgelenken zwar zurückgeht, sich aber an seiner Stelle Herzbeschwerden entwickeln. Verläuft es umgekehrt, die rheumatischen Beschwerden in den Gelenken verschlimmern sich, aber dem Patienten geht es insgesamt besser, kann man davon ausgehen, dass ein Heilungsprozess in Gang gekommen ist. Auch das Auftreten alter Symptome gilt für Kent als ein Zeichen wirklicher Heilung.[139]

[139] vgl. „Zur Theorie der Homöopathie – J.T. Kents Vorlesungen über Hahneanns Organon“, Leer 1985 S. 295ff

5.2.2 Constantin Hering

Hering hat die Gesetze der Heilung in einer nach ihm benannten Regel (Hering'sche Regel) formuliert: „Die Heilung verläuft von innen nach außen, von oben nach unten und in der umgekehrten Reihenfolge des ursprünglichen Auftretens der Beschwerden."[140]

5.2.3 Georgos Vithoulkas

Vithoulkas knüpft an Kent an, wenn er davon spricht, dass unser Abwehrsystem eine zentrifugale Strömung habe *„... jede Störung an der physischen Oberfläche - Haut und Schleimhäute - zu halten. Negative Belastungen haben eine entgegengesetzte, zentripetale Tendenz und drängen deshalb die Störung zum Zentrum des Organismus hin. ... Stimulieren wir einen erkrankten Organismus heilsam nach den Naturgesetzen, entfaltet sein Abwehrgefüge stets das Bestreben, ihn auf allen Ebenen zu reorganisieren. Der Prozess beginnt in den wesentlichen, zentral liegenden Schichten und setzt sich dann in den weniger wichtigen peripheren Strukturen fort. Genau genommen ist die ‚neu aufgekommene Depression'– die Störung der Gefühls- oder Geistesebene – nichts anderes als die verdrängte Gelenkentzündung oder der unterdrückte Hautausschlag, die nun in tieferen Schichten liegen und dadurch, ganz simpel gesagt, lediglich ihr Erscheinungsbild gewechselt haben.* "[141]

Hierzu kann ich aus eigener Erfahrung beitragen. Ich sprach mit einen 34-jährigen Mann, der nach einer längeren, sehr gut verlaufenen Psychotherapie, überall am Körper Warzen bekam, die dann einige Zeit später ohne weitere Interventionen abfielen. Hier kam es durch die Psychotherapie zu einer spontanen Besserung, die sich auf den ganzen Organismus und das Energiefeld auswirkte.

140 vgl. Gerhardt Köhler „Lehrbuch der Homöopathie" Bd I, Stuttgart 1999 S. 128
141 Georgos Vithoulkas a.a.O. S. 125 ff

5.2.4 Thomas Feichtinger

Auch bei Anwendung der Biochemie nach Dr. Schüßler, besonders nach der von Kurt Hickethier und Thomas Feichtinger entwickelten Methode, konnte ich immer wieder die bei Vithoulkas oder Hering beschriebenen Heilvorgänge beobachten.

„Im Heilungsprozess wird der Organismus durch die Stärkung und Förderung seiner Lebensgrundlagen in die Lage versetzt, von sich aus zu entscheiden, welche Baustelle er nun angehen wird, ob die Ausscheidung von Giften wichtiger ist, welcher Mineralstoffspeicher aufgefüllt wird oder was immer vordringlich, nötig sein könnte. Das alles setzt im Körper Prozesse in Gang. Alle Stoffe in den Flüssigkeiten, die entgiftet werden müssen, werden ausgeschieden, die schadhaften Stellen werden ‚repariert'. Für diese Vorgänge werden auf der körperlichen Ebene viele Mineralstoffe verbraucht. Aber im Besonderen viel Ferrum phosphoricum Nr. 3, was zu einer leicht erhöhten Temperatur führt; viel Natrium chloratum Nr. 8, was den Schnupfen hervorruft und vor allem viel Drüsenbetriebsstoff, Kalium chloratum Nr. 4, was einen schleimigen Husten zur Folge hat. (Die Mangelerscheinungen treten ohne Einnahme der Tabletten besonders deutlich auf.) Das ist der erste Teil des Heilungsvorganges, nach dem es einem dann eine kurze Zeit ganz gut geht. Nach dem ersten Teil der Regeneration erfolgt der Abbau der Deponien! Dann werden die in den Körperzellen zurück- bzw. aufgestauten Stoffe in Bewegung gesetzt. Alle Beschwerden und Belastungen, auch Verletzungen und Krankheiten, kommen wieder zum Vorschein. Es kann sogar der Eindruck entstehen, dass die Krankheit wieder eintritt wie im Anfangsstadium, dass man sie also wieder bekommt. Das ist natürlich nicht der Fall. Aber es treten alle Gefühle, welche die Krankheit damals begleiteten, wieder auf. Sie haben also wieder die Gefühle (Begleitumstände) dieser Zeit, aber nicht die Zustände, die diese Stoffe erzeugt haben. Die Giftstoffe können jetzt abgebaut werden, da sie jetzt frei beweglich und dem Stoffwechsel des Körpers wieder zugänglich sind.

Der Abbau dieser Schichten erfolgt im ‚Krebsgang'. Die jüngsten Schichten kommen zuerst dran, und abschließend folgen immer ältere Schichten. Diese Vorgänge können ziemlich lange dauern. Zwischen den Reinigungen tritt

immer wieder eine Pause ein, wodurch der Mensch sich ein wenig erholen kann.
Die Energie ‚schiebt' und dann lässt sie wieder locker. Das ist immer wieder zu beobachten und auch das Kennzeichen für einen Heilungsvorgang. Die ‚Beschwerden' sind nicht mehr so schlimm wie zur Zeit der Belastung selbst und sie hören ohne besondere Einflussnahme wieder auf, was bei einer krankhaften akuten Belastung nicht der Fall wäre. …

Eine sog. biologische Therapie versucht Anregung, Stützung und Aufbau der körpereigenen Abwehrsysteme. Sie fördert eine Rückführung der Belastungsstoffe in Ausscheidungsvorgänge und erreicht damit ein Freiwerden von Giften und Giftschädigungen, was dann die Gesundung, eine Heiluung im wahrsten Sinne, bewirkt und damit wieder die so sehr angestrebte Gesundheit.
Die Gesundheit ist nämlich viel mehr als nur die Abwesenheit von Beschwerden. Diese kann auch nicht durch die übliche Unterdrückung der Beschwerden erreicht werden. Die Gesundheit ist das Freisein von Giften und ist damit von einem Wohlgefühl begleitet, das sich im Körper ausbreitet, welches anzustreben wir bemüht sein sollten."[142]

5.2.5 Das Problem der Vergiftung durch Arzneien

Ich erwähnte schon, dass Hahnemann die Vergiftungssymtome durch die wahllose Verabreichung von Arzneien sehr beklagte und meinte, es gäbe für diese „Arzneikrankheiten" kaum homöopathische Hilfe. Heute ist die Situation noch um ein Vielfaches schlimmer, da ja weit stärkere Medikamente in Gebrauch sind, die unter Umständen ein Leben lang genommen werden müssen. Hinzu kommen vielfache Belastungen durch denaturierte Nahrungsmittel und Umwelttoxine, die den Abwehrmechanismus des Körpers lahm legen können.

„Umstände wie denaturierte Nahrung, verschmutzte Luft, Strahlenbelastung, massiver Gebrauch von Antibiotika und anderen allopathischen Medikamenten wandeln den Verlauf jeder Erkrankung ab. Dies bedeutet: Erscheinungsbilder

[142] Th. Feichtinger, E. Mandl, S. Niedan-Feichtinger „Handbuch der Biochemie nach Dr. Schüßler" Stuttgart 2006 S. 170

und Heftigkeit der ‚Krankheiten' verändern sich stetig, einige ufern schließlich übergewichtig aus."[143]

5.2.6 Arzneimittelprüfung durch die Funktionsmittel Dr. Schüßlers?

Wie Dr. Schüßler über die homöopathischen Arzneimittelprüfungen dachte, wurde schon erläutert. Er bestritt das Prinzip der Ähnlichkeitsregel, zumindest was die im Körper vorkommenden Zellsalze angeht. Er behauptete, diese würden am Gesunden keine Arzneimittelsymptome hervorrufen, aufgrund derer sie nach dem Ähnlichkeitsprinzip gegen Krankheiten angewandt werden könnten. Seiner Meinung nach wählten die Homöopathen diese Mittel nur nach empirisch gewonnenen Heilsymptomen aus. An diesem Argument ist in jedem Fall etwas dran, denn die in der Prüfung aufgetretenen Arzneisymptome gelten erst oder dann besonders als Wegweiser für ein bestimmtes Heilmittel, nachdem sie sich am Krankenbett bewährt haben.

Außerdem enthalten die Arzneimittellehren auch so genannte klinische Symptome, das heißt Symptome, bei denen das Mittel geholfen hat, ohne dass es diese Symptome bei der Arzneimittelprüfung hervorgebracht hat. Dr. Julius Metzger geht im Vorwort zu seiner *Gesichteten homöopathischen Arzneimittellehre*[144] auf die Probleme einer Arzneimittelprüfung am Gesunden ein. Demnach sollen sich bei der Prüfung nur Gesunde beteiligen, Menschen, die sich zu Beginn der Prüfung in einem funktionellen Gleichgewicht befinden. Bei ihnen können aber durchaus Symptome vergangener Störungen während der Prüfung wieder aufflackern, was aber nach Hahnemann nur heißt, dass die betreffende Arznei in der Lage ist, diese Symptome wieder hervorzubringen. Da jeder Mensch eine andere Konstitution und andere Erbeigenschaften mitbringt, können sich bestimmte wertvolle Symptome auch nur bei einzelnen Prüfern zeigen. Nach Dr. Metzger reicht dies aus.

[143] Georgos Vithoulkas a.a.O. S.138

[144] Metzger, Julius „Gesichtete Homöopathische Arzneimittellehre" BD 1/Bd 2 Heidelberg 1991

Es muss aber noch eine andere Möglichkeit betrachtet werden. Grundsätzlich gibt es nicht den absolut gesunden Menschen. Der Mensch ist kein Einheitsfabrikat, sondern Gesundheit ist ein ganz individueller Gleichgewichtszustand der unterschiedlichen Ebenen menschlichen Seins. Man spricht heute auch vom Fließgleichgewicht, um damit auszudrücken, dass Gesundheit nichts Statisches bedeutet. Ist ein Individuum erkrankt und wird beispielsweise mit der Biochemie oder der Homöopathie behandelt, dann tritt gerade bei chronischen Störungen die Heilung meist nicht schlagartig ein, obwohl auch das vorkommen soll, sondern es beginnt der schon beschriebene Prozess, während dem etwa Toxine ausgeschieden und Zellen und Gewebe erneuert werden, um nur einmal die körperliche Ebene zu betrachten. Das kann zur Folge haben, dass sich vorhandene Störungen kurzzeitig verschlimmern oder andere Symptome auftreten als Ausdruck dafür, dass die Erneuerung nun aktiv angegangen wird. Viele chronische Störungen stellen ja nur eine Kompromisslösung dar, die es dem Organismus ermöglichen, weiterhin ein halbwegs normales Leben zu führen. Da es – wie schon hervorgehoben – den gesunden Menschen nicht gibt, kann man auch die Symptome der Arzneimittelprüfung als beginnende Reparaturmaßnahmen betrachten. Das heißt, es beginnen sich Toxine zu bewegen und latente Störungen treten an die Oberfläche, wie Dr. Metzger bestätigt. Nur diejenigen Mittel machen so genannte Arzneimittelsymptome, die in Beziehung zum Gesundheitszustand des individuellen Prüfers stehen. Die Arzneimittelsymptome wären demnach Ausdruck eines beginnenden Prozesses.

Eventuell zeigt sich ein bisher latent bestehender Mangel an einzelnen Mineralsalzen deutlicher. Aus der Biochemie ist auch bekannt, dass sich bei der Gabe nur einiger weniger Mineralstoffe der Mangel eines anderen, nicht berücksichtigten deutlicher zeigen kann. Die Gabe eines Mittels wie Silicea unterscheidet sich demnach nur in den Verordnungsprinzipen, nach denen es ausgewählt wird: nämlich einmal entsprechend der Ähnlichkeit zum niedergelegten Arzneimittelbild, ein anderes Mal nach physiologischen und chemischen Überlegungen bezüglich des gestörten Mineralstoffgehalts in der Zelle. Würde man als biochemischer Berater die Funktionsmittel ausschließlich dann empfehlen, wenn eine möglichst große Übereinstimmung von Krankheits- und Arzneimittelbild besteht, würde man die Möglichkeiten der Biochemie stark einschränken und es würde auch nicht zu einer wirklichen Substitution des Mangels kommen. Die Möglichkeiten der Homöopathie würden auch nicht erreicht, da man dann mit zu niedrigen Potenzen arbeiten und nur 12 oder 27 Mittel gebrauchen würde!

5.2.7 Die Erstverschlimmerung

Die besonders in der Homöopathie bekannte Erstverschlimmerung ist eine kurze Verschlechterung des Beschwerdebildes, die in der Regel sehr schnell in eine andauernde Besserung übergeht. Die eigentliche kurzfristige Symptomenverschlimmerung, bedingt durch die Erstreaktion auf ein verabreichtes homöopathisches Mittel, einen Reiz, vergleichbar einer kurzen schwachen Vergiftung, ist von den beginnenden Heilungs- und Ausscheidungsprozessen zu unterscheiden, die auch aus der Biochemie nach Dr. Schüßler bekannt sind. Letztere sind keine Erstverschlimmerung auf eine homöopathische Arznei oder gar das Auftreten von Arzneisymptomen im Sinne der Homöopathie.
Hier muss klar unterschieden werden, denn die Biochemie nach Dr. Schüßler arbeitet ausschließlich mit dem Körper homogenen Substanzen, die in den gebräuchlichen Potenzen in den Bestand der Zellen integriert werden und diesem erlauben, wieder normal zu funktionieren. Biochemische Mittel in sehr hohen oder niederen Potenzen können sehr wohl als Reiz wirken, da sie nicht sofort in die Zellen aufgenommen werden und eine kurzfristige Störung hervorrufen können. Hier wäre der Begriff Erstverschlimmerung angebracht. Allerdings handelt es sich dann auch um eine homöopathische bzw. allopathische Anwendung.

5.3 Zusammenwirken von Homöopathie und Biochemie Dr. Schüßlers

5.3.1 Erfahrungsberichte

Die folgenden Berichte zeigen, wie Homöopathie und Biochemie nach Dr. Schüßler zusammenwirken können, weil beide Heilverfahren auf unterschiedlichen Ebenen ansetzen. Die Berichte stammen von Heilpraktikern, die im Rahmen der GBA die Ausbildung zum Mineralstoffberater/zur Mineralstoffberaterin durchlaufen und zusätzlich eine langjährige Ausbildung in klassischer Homöopathie absolviert haben, so dass davon ausgegangen werden kann, dass beide Heilverfahren gründlich erlernt wurden. Zunächst folgt der Bericht einer Mineralstoffberaterin, die jahrelang erfolgreich homöopathisch behandelt worden war und durch die Einnahme der Mineralstoffe nach Dr. Schüßler eine weitere entscheidende Verbesserung ihres Befindens erleben konnte.

5.3.1.1 Beispiel 1:

„Ich bin seit 1991 in homöopathischer Behandlung.
(Einzelmittel nach Samuel Hahnemann).
Zu meiner Vorgeschichte:

Migräne, chronisch: schon als Kind (wurde ärztlich mit vielen Migränespritzen und -Zäpfchen behandelt). In den 80er Jahren mehrere Magengeschwüre pro Jahr (wurden immer mit schulmedizinischen Medikamenten behandelt).
Im Frühjahr 1990 sollte die Billroth II-Operation durchgeführt werden (habe ich nicht machen lassen, da ich mich zu schwach fühlte).

Im Herbst 1990 Knoten in der linken Brust (nach Mammographie und Thermographie sprach man von bösartigem Tumor), ich ließ jedoch keine Biopsie machen, ich nahm lediglich die verordneten Medikamente (Staphylex, Pravidel und Voltaren), da ich starke Schmerzen hatte, und die Brust auf das Doppelte angeschwollen war. Pravidel und Voltaren musste ich jedoch am 3.

Tag absetzen, da mein Körper streikte. Ich nahm also ‚nur' das Antibiotikum weiter. Kurz nachdem ich mit dem Antibiotikum aufgehört hatte, bekam ich noch im gleichen Jahr eine Lungenentzündung, welche, trotz erneuter Gabe von Antibiotika sich lange hinzog.

Im Frühjahr 1991 stellte man bei einer gynäkologischen Vorsorgeuntersuchung Gebärmutterhals-CA (PAP IV) fest. Die Gebärmutter sollte entfernt werden. Ich fühlte mich immer schwächer, spürte aber, dass die Ops nicht das Richtige für mich waren, bis ich dann im Mai 1991 durch eine Bekannte auf die Homöopathie aufmerksam gemacht wurde.

Ich ließ mich auf ein langes Anamnesegespräch bei einer Heilpraktikerin ein. Nach Gabe eines homöopathischen Heilmittels (Hochpotenz) kam ‚Scheibe für Scheibe' innerhalb eines halben Jahres alles wieder zurück an Symptomen – jedes Symptom wurde homöopathisch herausgearbeitet. Ich fühlte mich schon nach kurzer Zeit psychisch von Tag zu Tag besser.

Ich fand damals Gott sei Dank einen Gynäkologen, der die homöopathische Behandlung diagnostisch begleitete. Die Untersuchungsbefunde (Abstriche) wurden von Zeit zu Zeit immer etwas besser, bis nach 3,5 Jahren die gyn. Untersuchung ohne Befund war.

1995, kurz nachdem gynäkologisch alles o. B. war, bekam ich einen Keuchhusten, der mit homöopathischer Begleitung 9 Wochen anhielt. In dieser Zeit war ich sehr depressiv.

Als Kind (mit ca. 4 Jahren) hatte ich auch Keuchhusten gehabt, wogegen ich laut Bericht meiner Mutter mit Heilserum geimpft worden bin.
Ich ließ mich in den folgenden Jahren ausschließlich homöopathisch behandeln, wie mein Körper eben Symptome zeigte. Dabei ging es mir psychisch immer besser, allerdings spürte ich, mein Körper war noch nicht in seiner vollen Kraft.
Dann im Juni 2001 lernte ich auf einem Einführungsseminar von Thomas Feichtinger und seiner Frau Susana Niedan-Feichtinger die Schüßler-Salze näher kennen. Ich hatte bis dahin die weit verbreitete Meinung von vielen Ärzten und Heilpraktikern übernommen, dass man Homöopathie und Schüßler-Salze nicht kombinieren sollte.

In diesem Seminar lernten wir schwerpunktmäßig die Antlitzanalyse kennen. Herr Feichtinger stellte bei mir aufgrund der Antlitzanalyse einen gravierenden Mangel der Nr. 12, Calc.-sulf. fest. Ich bekam am Ende des Seminars, wie alle anderen auch, einen Einnahmeplan mit Einnahmeempfehlung unter anderem 20 Tabl. der Nr. 12. Ich nahm meine Schüßler-Salze fleißig ein – parallel dazu, je nachdem wie es angezeigt war, auch Homöopathie.

Nach ein paar Monaten der Einnahme der Schüßler-Salze hatte ich das Gefühl, mal Pause mit den Salzen zu machen, hatte aber das Bedürfnis nur die Nr. 12 weiterhin einzunehmen, was ich auch tat.

Dann kam im darauffolgenden Winter meine jährliche Erkältung mit starkem Husten. Ich nahm wieder brav die entsprechenden Salze und immer wieder die Nr. 12 dazu. Nachdem soweit alles abgeklungen war, blieb ein keuchhustenähnlicher, hartnäckiger Husten zurück, wie er unter der homöopathischen Aufarbeitung ja auch schon aufgetreten war . Diesmal dauerte er ca. 4 Wochen. Ich nahm die entsprechenden Schüßler-Salze und Homöopathie gleichzeitig ein.

Nachdem mein Husten abgeklungen war, hatte ich das Gefühl, ein großes Stück in der Aufarbeitung weitergekommen zu sein. Ich fühlte mich körperlich wesentlich stärker in meiner Kraft. Seitdem habe ich, wenn ich eine Erkältung habe, kaum noch Husten, welcher super auf die Schüßler-Salze und die Hustensalbe (Schüßler) anspricht. Meine Lebensenergie ist gestiegen.

2003 machte sich bei mir ein Nierenbeckenausgussstein links bemerkbar. Es wurden Untersuchungen gemacht und im Sommer 2004 wollte man diesen Stein operativ entfernen, nachdem die Lithotripsie (Zertrümmerung) keinen Erfolg gebracht hatte, da der Stein laut ärztlicher Diagnose zu hart sei (Calciumoxalat mit einem hohen Cystin-Anteil). Man sagte mir, dieser Stein müsse aus Kindheitstagen sein. Nachdem man nach vier schwierigen Operationen diesen Stein nur etwa zur Hälfte entfernt hatte, entschloss ich mich, weiterhin auf die Homöopathie und die Schüßler-Salze zu vertrauen. Ich bin beschwerdefrei.

Nach den Operationen jedoch ging es mir körperlich sehr schlecht. Man hat mir vier Bluttransfusionen gegeben. Ich bin sehr dankbar, dass ich einen

Heilpraktiker (Mineralstoffberater) an meiner Seite hatte. Er scheute sich nicht, mir kurzfristig auch mal über 100 Tabl. von der Nr. 5 und dementsprechend die Nr. 8 und auch die entsprechenden anderen Salze täglich zu verordnen. Danke!!

Dieser Bericht demonstriert sehr beeindruckend die von Georgos Vithoulkas, Constantin Hering und Thomas Feichtinger aufgestellten Kriterien von Heilungsvorgängen. Es bedarf unter Umständen einer jahrelangen Einnahme, sowohl der homöopathischen als auch der biochemischen Mittel, bis chronische Störungen ausgeheilt und ein neues Niveau der Energie und Widerstandskraft erreicht ist. Manchmal bringt erst der Einsatz extrem hoher Mengen von Mineralstoffen – wenigstens für kurze Zeit – den durchschlagenden Erfolg. Ich erinnere noch einmal daran, dass es hier darum geht, die Zellen substanziell aufzubauen. Erst wenn die Zellen versorgt sind, kann Lebensenergie im Körper gehalten werden.

5.3.1.2 Beispiel 2

Nun folgt ein weiterer Bericht der gleichzeitigen Anwendung von Homöopathie und der Biochemie nach Dr. Schüßler:

Eine Frau – 50 Jahre alt – kommt zur homöopathischen Anamnese. Nach Repertorisation ihrer Symptome kristallisiert sich das Heilmittel Arsenicum album heraus. Schwerpunkte sind der Gemütszustand (Existenzängste) und ein Analekzem. Am 3. Tag nach Einnahme von Ars.alb. C200 bekommt die Patientin Rückenschmerzen mit starken Schmerzen beim Wasserlassen. Ein Arzt diagnostiziert eine Nierenbeckenentzündung und eine Blasenentzündung. Die Frau hatte in ihrem Leben bereits öfters Blasenentzündungen und Nierenbeckenentzündungen gehabt, welche immer mit Antibiotika behandelt worden waren. Auch diesmal bekam sie wieder ein Rezept mit einem Antibiotikum verordnet, welches sie nicht einnehmen wollte. Es wurde ihr empfohlen, Arsenicum album in der 3. Wasserauflösung, pro Tag einen Schluck, einzunehmen. Gleichzeitig sollte sie täglich Mineralstoffe nach Dr. Schüßler einnehmen, mit dem Hinweis, wenn die Beschwerden nach zwei Tagen nicht besser würden, doch das Antibiotikum zu nehmen – und natürlich viel zu trinken!!

Nach drei Tagen war die Frau gänzlich beschwerdefrei. Mit Arsenicum album wurde aufgehört. Es wurden ihr noch zwei Bachblüten empfohlen, die sie aber nicht nehmen wollte. Sie sagte, sie hätte einen ‚Jap' nach den Mineralstoffen von Dr. Schüßler, welche sie nach einer Antlitzanalyse nun weiter einnimmt. Meine Erfahrung hat mir gezeigt, dass, wenn man Homöopathie mit den entsprechenden ‚Schüßlis' begleitet,man erstens schneller durch akute Beschwerden durchkommt und zweitens bei chronischen Erkrankungen die Homöopathie schneller wirkt, wenn die entsprechenden Mineralstoffdefizite aufgefüllt wurden.

Sehr oft berichten Menschen, die die Mineralstoffe nach Dr. Schüßler kennen lernen – wie auch in diesem Bericht –, sie hätten ein richtiges Verlangen nach größeren Mengen der Mineralstoffe. Dieses Verlangen klingt nach einiger Zeit wieder ab, zeigt aber, dass der Körper hier auf eine elementare Weise versorgt wird. Auch eine völlige Abneigung kann vorkommen. Dann kann das anstehende Problem mit Mineralstoffen nicht – oder doch eine Zeitlang nicht – behandelt werden.

5.3.1.3 Beispiel 3

Eine Frau, 38 Jahre alt, wird konstitutionell homöopathisch behandelt. Sie bekommt seit zirka einem 3/4 Jahr immer wieder die Symptomentrias: Blasenentzündung, Blockade des Ileosakralgelenkes und nach ihren Angaben Schmerzen in der Lunge mit starken Atembeschwerden, jeweils im Wechsel. Die Symptome wurden immer wieder mit den entsprechenden homöopathischen Heilmitteln und den entsprechenden Mineralstoffen nach Dr. Schüßler behandelt. Es gab aber keinen rechten Fortschritt.

Nach intensivem Studium einiger homöopathischer Autoren erhielt sie die Variolinum-Nosode C30 (Pockennosode). Nun kam keine der Beschwerden dieser Symptomentrias wieder. Auch psychisch fühlt sich die Frau, wie sie selbst sagt, super. Sie war als Kind gegen Pocken geimpft worden und die Impfung sei nicht angegangen.

Dies ist ein schönes Beispiel dafür, wie eine Blockade der Selbstregulationsfähigkeit durch eine nicht verkraftete Impfung durch den Einsatz der entsprechenden Nosode aufgelöst werden kann.

5.3.1.4 Beispiel 4

Ein 61-jähriger Mann wurde schon seit einigen Jahren homöopathisch behandelt, als 2002 eine Blutuntersuchung die folgenden Befunde ergab:

erhöhte PSA-Werte (5,8ng/ml)
Tastbefund der Prostata unauffällig
leichte Störungen beim Wasserlassen
Hb 10,5 mg/dl
Eosiophilie 8,9 %
Leukopenie 3,8 g/nl

Er wurde daraufhin zusätzlich zur homöopathischen Therapie mit Schüßler-Salzen behandelt. Außerdem wurde der erheblich belastete Schlaftplatz entstört. Ferner wurde eine Schwermetallausleitung mit Chlorella vulgaris-Algen durchgeführt. Zusätzlich sollte der Mann noch Zink-Orotat, Vitamin B,C und E (und zwar Vitamin E mit allen 4 Tocopherolen und allen 4 Tocotrienolen, wichtig!) und Granufink Prosta-Kapseln einnehmen. Diese Behandlung wurde ca. 14 Monate durchgeführt. Danach sah der Laborbefund wie folgt aus:

PSA-Wert: 3,78 ng/ml, Miktionsstörung ist weg
Hb: 14,5 mg/dl
Eosiophile: 5,9 % (normal: 2-4%)
Leukozyten 4,8 g/nl

Es wäre sicherlich gut, wenn die Ernährung auf mehr Naturkost umgestellt würde, was in diesem Fall sehr schwierig ist.

Es ist natürlich selbstverständlich, dass die Erfolge, die Menschen durch die Einnahme homöopathischer oder biochemischer Mittel und durch andere Maßnahmen verspüren, sich auch in veränderten Laborwerten nachweisen lassen müssen. Sehr wichtig ist auch bei chronischen Krankheiten die Beseitigung möglicher Störfaktoren wie in diesem Fall eines gestörten Schlafplatzes. Schon Hahnemann hat es als eine der Aufgaben des homöopathischen Heilers angesehen, alles aus dem Umfeld des Kranken zu entfernen, was krankheitsauslösend oder -unterhaltend wirken könnte und auch auf eine gesündere Lebensweise der Menschen hinzuwirken.

Sehr gute Möglichkeiten, als Ergänzung zur Anwendung der Homöopathie und der Einnahme der Mineralstoffe, bietet die äußere Anwendung der Mineralstoffe nach Dr. Schüßler in Form von Auflagen, Bädern, Wickeln, Cremegelen oder Zäpfchen. So lassen sich offene Beine sehr gut mit Auflagen der Mineralstoffe behandeln, biochemische Zäpfchen wirken sich positiv bei Hämorrhoidalbeschwerden aus, Krampfadern reagieren gut auf die äußere Anwendung der entsprechenden Cremegelkombinationen, aber auch bei Neurodermatitis, Fußpilz oder Akne gibt es diesbezüglich sehr positive Rückmeldungen.

5.3.1.5 Beispiel 5

Hier noch ein sehr interessanter Fall, wo der Betroffene selbst sagt, dass er die Mineralstoffe nach Dr. Schüßler neben der homöopathischen Behandlung nicht mehr missen möchte:

Ein Mann, 45 Jahre alt, ist vor ca. 10 Jahren an Hodenkrebs erkrankt, wurde operiert und mit Chemotherapie behandelt. Er hat ca. zweimal jährlich im Frühjahr und im Herbst starke Heuschnupfenattacken mit heftigen Augensymptomen bis hin zu asthmatischen Anfällen. Er wird seit zwei Jahren homöopathisch mit Carcinosinum behandelt. Im letzten Herbst wurden erstmalig Mineralstoffe nach Dr. Schüßler zusätzlich eingesetzt. Der Mann nahm die Mineralstoffe gern ein und war erstaunt, dass er sich mit dem Heuschnupfen nicht mehr so quälen musste. Er hatte in diesem Winter außerdem einen sehr hartnäckigen Husten mit ständigem Würgen, welcher drei Wochen lang anhielt. Dieser wurde mit Ipecacuanha und mit Schüßlis begleitet. Nachdem der Husten vorbei war, fiel dem Mann auf, dass er vermehrt Wutausbrüche hat, mit denen er noch nicht so gut umgehen kann. Doch das ist ja Gott sei Dank eine vitale Reaktion!

5.3.1.6 Beispiel 6

Das folgende Beispiel zeigt die Anwendungsmöglichkeiten in der Tiermedizin.

Meine 15-jährige Perser-Katze hatte immer mal wieder Durchfälle mit Blutbeimengungen. Sie bekam dann immer wieder ihre Schüßler-Mischung, welche sie gierig (als Brei) aufschleckte. Sie braucht jetzt schon seit einigen Monaten keine Salze mehr. Es geht ihr gut.

Meine kleine Karthäuser-Katze (8 Monate alt) ist im Januar sterilisiert worden. Sie bekam vor der Operation Arnika und danach Nux vomica (da sie noch während der Narkose erbrach) und anschließend Staphisagria. Sie zog sich gleich am 2. Tag selbst alle Fäden und sprang über Tisch und Bänke, als wäre nichts gewesen. Dann am 3. Tag schwollen die Lymphknoten am Bauch sehr stark an, und die OP-Narbe fing an, stark faulig zu stinken. Sie hatte aber offensichtlich keine Schmerzen. Ich gab ihr Pyrogenium C30 und entsprechende Mineralstoffe. Sie war wie verrückt nach den Mineralstoffen nach Dr. Schüßler (als Brei). Nach fünf Tagen war alles wieder abgeschwollen, die Narbe ist gut verheilt, das Kätzchen ist putzmunter.

5.3.1.7 Beispiel 7

Ein 8-jähriges Mädchen, das sehr anfällig für Erkältungen ist, bekommt jedes Mal, wenn sie sich erkältet, heftigen, harten Husten, der wochenlang anhält und auf keine homöopathischen oder allopathischen Medikamente reagiert. Vom Charakter her ist das Kind ausgesprochen unruhig, zappelig und neigt zu extremen Wutanfällen. Auch die Mineralstoffe nach Dr. Schüßler ergeben kaum eine Veränderung. Bei der Anamnese stellt sich heraus, dass der Großvater an TBC gestorben ist und der Vater schon mehrmals Lungenentzündungen hatte. Als homöopathisches Mittel wird einmalig Tuberkulinum C200 gegeben mit dem Ergebnis, dass das Kind „wie ausgewechselt ist". Es wirkt jetzt ruhiger, der harte Husten ist weg. Ab und zu hat es noch Erkältungen. Sie lassen sich jetzt sehr gut mit den entsprechenden Mineralstoffen nach Dr.

Schüßler behandeln. Nach 1½ Jahren taucht der Husten wieder auf, jetzt schwächer, die Verhaltensauffälligkeiten fehlen aber. Eine erneute Gabe von Tuberculinum C200 ist auch diesmal erfolgreich!

Hier zeigt sich die homöopathische Behandlung als geeignet, das Grundmiasma (Veranlagung) zu heilen. Die Mineralstoffe vervollständigen die Heilung.

5.4 Die Vorzüge der Biochemie nach Dr. Schüßler

Wie aus den vorangegangenen Ausführungen deutlich wurde, ist die Biochemie nach Dr. Schüßler ein eigenständiges, von der Homöopathie unabhängiges Heilverfahren, bietet aber auch die Möglichkeit des Zusammenwirkens beider Heilweisen. Zum Abschluss soll nun der unbestreitbare Wert der Biochemie nach Dr. Schüßler zusammengefasst werden:

- ⇨ Die biochemischen Funktionsmittel sind völlig ungiftig! Auch bei hohen Dosierungen treten keine Arzneisymptome oder Nebenwirkungen auf. Möglich sind allerdings Heilreaktionen.

- ⇨ Das Basiswissen der Biochemie lässt sich von jedermann relativ schnell erlernen.

- ⇨ Mit Hilfe der Mineralstoffe nach Dr. Schüßler ist eine rasche Hilfe bei Alltagsbeschwerden möglich. Sie eignen sich daher gut für die Anwendung in der Familie und im Alltag.

- ⇨ Die Verabreichung der Mineralstoffe nach Dr. Schüßler unterstützt alle Therapien – auch schulmedizinische Maßnahmen und die Homöopathie –, da die Versorgung der Zellen mit den Funktionsmitteln die Voraussetzung dafür ist, dass die Selbstregulationsfähigkeiten unseres Körpers überhaupt wirksam werden können.

- Gerade in der heutigen Zeit mit ihren vielfältigen Belastungen bieten die biochemischen Funktionsmittel nach Dr. Schüßler Unterstützung für jedermann.

- Mit Hilfe der Antlitzanalyse nach Hickethier/Feichtinger kann als Maßnahme zur Gesundheitspflege und zur Krankheitsprävention der Bedarf an Funktionsmitteln ermittelt und so die Speicher aufgefüllt werden. Gerade diese Möglichkeit ist in einer Zeit explodierender Kosten im Gesundheitssystem sehr interessant!

- Die Mineralstoffe nach Dr. Schüßler lassen sich gut äußerlich als Cremegel, Auflagen oder in Bädern anwenden. Über die äußere Anwendung können auch kosmetische Wirkungen erzielt werden, zum Beispiel eine reinere, straffere Haut oder die Reduzierung von Cellulite und Faltenbildung.

- Überall da, wo es darum geht, Gewebe zu regenerieren oder neu aufzubauen, also auch bei schweren Krankheiten, wirkt die Biochemie nach Dr. Schüßler unterstützend und heilend, da die Zellen die Grundeinheiten unseres Organismus sind.

- Auch für das Eingreifen unserer „Lebenskraft" – um den Begriff Hahnemanns und der Vitalisten aufzugreifen – ist die ausreichende Anreicherung der Zellen mit den Funktionsmitteln Dr. Schüßlers die Voraussetzung!

5.5 Übersicht über die 12 (27) Mineralstoffe nach Dr. Schüßler

5.5.1 Die 12 Funktionsmittel Dr. Schüßlers

Nr.	Bezeichnung	Funktion	Organ - Körperteil	Mangelerscheinungen
Nr. 1	Calcium fluoratum	Schutz, Elastizität, Spannung, Form	Bindegewebe (Elastizität), Hüllen: Knochen, Aderwände, Hautoberfläche, Zahnschmelz, Sehnen, Bänder	Hornhaut, Schrunden, Risse, Karies, Krampfadern, Knochenauswüchse, Senk-, Spreiz- oder Knickfuß, Knoten, Osteoporose
Nr. 2	Calcium phosphoricum	Stabilität, Halt gebend, Eiweißverarbeitung, Stärkungsmittel	Knochen, Muskeln, Zahnbein, Rückgrat, Blutbildung	Osteoporose, Nasenbluten, verzögerte Knochenbildung, spätes Zahnen, Haltungsschäden, Herzjagen, Nasenpolypen, Schulkopfschmerz
Nr. 3	Ferrum phosphoricum	Erste Hilfe, Transport, Sauerstofftransport	Blut, Gefäßsystem, Darm	Konzentrationsschwierigkeiten, niedriges Fieber (bis 38,8°), pulsierende, klopfende Schmerzen, Entzündungen, akute Erkrankungen
Nr. 4	Kalium chloratum	Drüsenbetriebsstoff, Entgiftung, Aufbau von Faserstoff, Bindegewebsaufbau	Drüsen, Bronchien, Blutviskosität	Husten (weißlich-schleimig), Hautgrieß, Couperose, Besenreiser
Nr. 5	Kalium phosphoricum	Energie, Gewebeaufbau, Lebensenergie	Milz, Nerven, Muskeln, Psyche	Mundgeruch, Weinerlichkeit, Verzagtheit, Burn out, Kraftlosigkeit
Nr. 6	Kalium sulfuricum	Abbau, Sauerstoffübertragung, Bindung von Gasen, Atmungskette	Bauchspeicheldrüse, Leber, Haut, Schleimhäute	„Lufthunger" - übertriebenes Bedürfnis nach frischer Luft, Schuppen auf der Haut, chronische Krankheiten
Nr. 7	Magnesium phosphoricum	Antrieb, Anspannung, Entspannung, Enzymaktivator	Herz, Darm, Knochen	Schokoladenhunger, Verlegenheitsröte, Koliken, Regelkrämpfe, Verstopfung
Nr. 8	Natrium chloratum	Entgiftung, Flüssigkeits- und Wärmeregulierung	Nieren, Blut, Schleimhäute, Knorpel	Schnupfen (wäßrig-glasklar), Alergien, Schlundbrennen, knackende Gelenke
Nr. 9	Natrium phosphoricum	Entsäuerung, Fettstoffhaushalt, Zuckerabbau	Magen, Gewebe, Lymphe	Pickel, Mitesser, fette oder spröde bzw. gespaltene Haare, fette oder fettarme Haut, Sodbrennen
Nr. 10	Natrium sulfuricum	Entschlackung, Abtransport	Leber, Galle	stinkende Winde, geschwollene Füße oder Hände, geschwollene Tränensäcke, Probleme mit dem Dickdarm
Nr. 11	Silicea	Festigkeit, Bindegewebe	Bindegewebe (Brüchigkeit), Haut, Nerven, Haare, Nägel	Lichtempfindlichkeit, Ischiasschmerzen, Leistenbruch, Schweißfüße, Handschweiß, Schwangerschaftsstreifen, Risse im Gewebe, Falten, Osteoporose
Nr. 12	Calcium sulfuricum	Reinigung, Durchlässigkeit des Gewebes	Leber und Galle, Muskeln (Herz), Bindegewebe	chronische Eiterungen, Gicht, Rheuma, kompaktiertes Bindegewebe, es „stockt", alles - was in Bewegung kommen soll

5.5.2 Die 15 Erweiterungsmittel in der Biochemie nach Dr. Schüßler

Nr.	Bezeichnung	Funktion	Organ, Körperteil	Mangelerscheinung
Nr. 13	Kalium arsenicosum	Reinigung, Stärkung	Haut, Hypophyse	nässende Ekzeme, Hormonsteuerung, Menopause
Nr. 14	Kalium bromatum	Entspannung	Schilddrüse	innere Unruhe
Nr. 15	Kalium iodatum	Steuerung der Betriebsgeschwindigkeit (hochtourig – niedertourig)	Schilddrüse	Niedergedrücktheit, Pessimismus, Lebensüberdrüssigkeit, Tränen
Nr. 16	Lithium chloratum	Ausleitung	Niere	Gicht, Rheuma, depressive Verstimmung
Nr. 17	Manganum sulfuricum	Glukosebildung, Enzymaktivator, Energiehaushalt	Knorpel, ,Knochen, Blut, Bauchspeicheldrüse	Knorpelschäden, Eisenhaushalt, Diabetes
Nr. 18	Calcium sulfuratum	Entschlackung, Reinigung	Leber	Abmagerung trotz Heißhunger, Schwermetallbelastung
Nr. 19	Cuprum arsenicosum	Melaninbildung, antioxidativer Schutz, Schwermetallentgiftung	Darm, Blut, Schilddrüse, ZNS	Eisenmangel, Vitiligo, Pigmentstörungen, Bindegewebe
Nr. 20	Kalium-Aluminium sulfuricum	Entschlackung, Verdauung		Demenz, Schwindel, Blähkoliken, Aluminiumbelastung
Nr. 21	Zincum chloratum	Immunsystem, antioxidativer Schutz, Wachstum, Schwermetallentgiftung, Säure- Basenhaushalt	Nerven, Niere, Leber, Schleimhäute, reproduzierende Organe, Bauchspeicheldrüse	Ekzeme, Haarausfall, Infertilität, geschwächtes Immunfeld
Nr. 22	Calcium carbonicum	Stabilität, Festigkeit, innerster Halt	härteste Schicht der Knochen (z.B. Oberschenkelhalsköpfe)	kennt keinen Halt, geht weit über die Möglichkeiten seiner Leistungsfähigkeit (vor allem körperlichen)
Nr. 23	Natrium bicarbonicum	Säureüberladung	Belegzellen des Magens, Leber, Blut, Bauchspeicheldrüse	Säure- Basenhaushalt, träger Stoffwechsel
Nr. 24	Arsenum iodatum	Reinigung	Schilddrüse	Allergien, nässende Ekzeme
Nr. 25	Aurum chloratum natronatum	Hormonsteuerung	Herz, zirbeldrüse	PMS, Endometriose, Menopause, Jetlag
Nr. 26	Selenium	Wachstum, antioxidativer Schutz, Schwermetallentgiftung	Leber, Schildrüse, Milz	Schwermetalle, Schadstoffbelastung, geschwächtes Immunfeld
Nr. 27	Kalium bichromicum	Glucosesteuerung Cholesterinsteuerung	Leber, Niere, Milz, Knochen	Diabetes, Cholesterin

Literatur

Literatur zu Samuel Hahnemann und der Homöopathie

Samuel Hahnemann

Fritsche, Herbert: Samuel Hahnemann – Idee und Wirklichkeit der Homöopathie, Göttingen 1979

Hahnemann, Samuel: Organon der Heilkunst (letzte und 6. Auflage), Berg am Starnberger See 1985

Hahnemann, Samuel: Die chronischen Krankheiten. Bd. 1 (Nachdruck der 2. Auflage 1835), Heidelberg 2001

Ritter, Hans: Samuel Hahnemann – Sein Leben und Werk in neuer Sicht, Heidelberg 1974

Tischner, Rudolf: Geschichte der Homöopathie, Wien 1998

Homöopathie

Bier, August: Wie sollen wir uns zu der Homöopathie stellen?, Saulgau/Würtemberg 1949

Braun Arthur: Methodik der Homöotherapie, Regensburg 1985

Clarke, John Henry: Dictionary of practical Materia Medica, New Dehli 1991

Dorcsi, Mathias: Homöopathie heute, Hamburg 1990

Dorcsi, M./Swoboda, F.: Documenta Homoeopathica, Wien 1992

Jacobi, Ursula Isabell: Der Hochpotenzstreit, Stuttgart 1994

Kent, J. T.: Zur Theorie der Homöopathie, Leer 1985

Lectures on Homoeopathic Materia Medica (Reprint), New Dehli 1998

Köhler, Gerhard: Lehrbuch der Homöopathie, Bd. I, Stuttgart 1999

Mezger, Julius: Gesichtete Homöopathische Arzneimittellehre BD 1/Bd. 2, Heidelberg 1991

Rieger, Dr.Berndt: Psychologische Schüßler-Salz-Therapie, Neckarsulm 2004

Schmitz, Martin (Hrsg.): Strömungen der Homöopathie, Essen 2002

Stiegele, Alfons: Klinische Homöopathie, Stuttgart 1955

Vithoulkas, Georgos: Die Praxis homöopathischen Heilens, München 2005

Vithoulkas, Georgos: Die neue Dimension der Medizin, Kassel 1997

Voegeli, Adolf: Heilkunst in neuer Sicht, Heidelberg 1978

Literatur zu Dr. Schüßler und der Biochemie

Dr. Schüßler

Lindemann, G.: Dr. med. Wilhelm Heinrich Schüßler, Oldenburg 1992

Schüßler, Dr. Wilhelm Heinrich: Eine Abgekürzte Therapie, gegründet auf Histologie und Cellular-Pathologie, Oldenburg 1874

Schüßler, Dr. Wilhelm Heinrich: Eine Abgekürzte Therapie – Anleitung zur biochemischen Behandlung der Krankheiten, Oldenburg/Leipzig 1904

Schüßler, Dr. Wilhelm Heinrich: Allopathie, Biochemie und Homöopathie, Oldenburg 1895

Schüßler, Dr. Wilhelm Heinrich: Einfluß der Umgebung auf die Entwicklung der Menschen und Thiere, Oldenburg/Leipzig o.J.

Schüßler, Dr. Wilhelm Heinrich: Hensel's Kritik der Biochemie - Richtigstellung derselben (3. Auflage), Oldenburg o.J.

Schüßler, Dr. Wilhelm Heinrich: Hensel's „physiologisches Backpulver“ (2. Auflage), Oldenburg o.J.

Schüßler, Dr. Wilhelm Heinrich: Dr. med. Villers Beleuchtung der biochemischen Therapie, Oldenburg und Leipzig 1924

Schüßler, Dr. Wilhelm Heinrich: Dr. med. Quesse's Kritik der Biochemie (2. Auflage), Oldenburg o.J.

Schüßler, Dr. Wilhelm Heinrich: Das Heilserum und die Diphteritis-Behandlung (3. Auflage), Oldenburg o.J.

Schüßler, Dr. Wilhelm Heinrich: Kneipp's Wasserkur - Gedanken darüber von Dr. med. Schüßler (3. Auflage), Oldenburg o.J.

Schüßler, Dr. Wilhelm Heinrich: Die Cholera vom biochemischen Standpunkte aus betrachtet von Dr. med. Schüßler, Oldenburg o.J.

Schüßler, Dr. Wilhelm Heinrich: Dr. med. Villers Beleuchtung der biochemischen Therapie – besprochen von Dr. med. Schüßler, Oldenburg/Leipzig 1924

Schüßler, Dr. Wilhelm Heinrich: Irrige Auffassungen bezüglich der Biochemie – Richtigstellung derselben von Dr. med. Schüßler, Oldenburg Leipzig1926

Ulpts, Jürgen W.: Die Geschichte der Naturheilweise Biochemie, Oldenburg 1998

Biochemie

Bartelmeyer, Friedrich: Dr. Schüßlers Biochemie – Ein Lehr- und Lernbuch – Komp. der Biochemischen Heilweise, (Selbstverlag) Freiburg 1993

Broy, Joachim: Die Biochemie nach Dr. Schüßler, München 1993

Broy, Joachim: Ergänzungsmittel zur Mineralstofftherapie nach Dr. Schüßler, München 2000

Boericke/Dewy: The twelve Tissue Remedies of Schussler (Reprint), New Dehli 1998

Emmrich, Peter: Antlitzdiagnose – Eine Einführung in die bioch. Heilweise nach Dr. Schüßler, Neckarsulm 2001

Feichtinger,Thomas/Niedan-Feichtinger Susana: Antlitzanalyse in der Biochemie nach Dr. Schüßler, Heidelberg 2001

Feichtinger, Thomas: Psychosomatik und Biochemie nach Dr. Schüßler, Stuttgart 2003

Feichtinger,Thomas/Mandl, Elisabeth/Niedan-Feichtinger, Susana: Handbuch der Biochemie nach Dr. Schüßler, Stuttgart 2006

Hausen, Monika H..: Lebensquell Schüßlersalze – Die 12 bewährten Selbstheilungsmittel, Freiburg 1999

Hemm, Werner/Mair, Stefan: Rezeptierbuch zur Biochemie nach Dr. Schüßler, Iso-Arzneimittel Ettlingen 2000

Hemm, Werner/Mair, Stefan: Praktische Biochemie nach Dr. Schüßler, München 2003

Hickethier, Dr. hc Kurt: Lehrbuch der Biochemie, Kemmenau 1998

Hickethier, Dr. hc Kurt: Heilwissen alter und neuester Schule, Kemmenau 1982

Hickethier, Dr. hc Kurt: Sonnerschau – Lehrbuch der Antlitzdiagnostik, Kemmenau 1988

Jaedicke, Dr. H. G.: Dr. Schüßlers Biochemie – Eine Volksheilweise, Bad Vilbel 1987

Jörgensen, Hans-Heinrich: 120 Jahre Biochemie – Festvortrag zum Bundeskongress des BBD 1994 in Hahnenklee

Kirchmann, K.: Biochemie Lexikon nach Dr. Schüßler, Hamburg 1976

Meyer, August: Die Biochemie Dr. med. Schüßlers und ihre Anw. in Krankheitsfällen, Oldenburg 1928

Müller-Frahling, Margit: Mineralstoffe nach Dr. Schüßler, Köln 2005

Räke, Martina: Schüßler-Salze – Spuren im Gesicht, München2004

Schleimer, Jochen: Salze des Lebens – Praxis der Biochemie nach Dr. Schüßler mit homöopath. Ergänzung, Regensburg 1984

Sommer, Joseph: Charakteristik der Dr. Schüßlerschen Funktionsmittel, Biochemische Heilmittellehre (Reprint von 1926). Biochemischer Bund Deutschlands e.V. (Hrsg)

Wolfskeel, Angelika, Gräfin von Reichenberg: Die 12 Salze des Lebens, Murnau 2005

Sonstige Literatur

Der Brockhaus in 15 Bänden, Permanent aktualisierte Online-Auflage, Leipzig/Mannheim 2002, 2003 2004

Pschyrembel, Wörterbuch Naturheilkunde und alternative Heilverfahren, Berlin/New York 1996

Vasold, Manfred: Rudolf Virchow, Stuttgart 1988

Virchow, Rudolf: Die Cellularpathologie, Berlin 1858

Mag. Reinhard Schaub HP

Raabestr. 14b, D 34119 Kassel
Telefon: 0049 561/890149
E-Mail: info@schaub-heilpraktiker.de
Internet: www.schaub-heilpraktiker.de

Vorträge, Seminare, Ausbildung, Auskünfte
Gesellschaft für Biochemie nach Dr. Schüßler und Antlitzanalyse (GBA)
Brucker Bundesstraße 31
A – 5700 Zell am See, Österreich
Tel. 0043/(0)664/2563295
E-mail: gba@sbg.at

Mag. pharm. Susana Niedan-Feichtinger

Blütenessenzen nach Dr. Bach, Hausapotheke, Naturheilweisen, Biochemische Salben, Gele, Cremegele und Körperpflege sowie Fragen bezüglich der Beschaffung aller angegebenen Mittel

Brucker Bundesstraße 25 A
A – 5700 Zell am See, Österreich
Tel.: 0043/(0)6542/55044 Fax: DW 4
E-Mail: susana.nf@adler-pharma.at
Internet www.schuessler-mineralstoffe.at oder
www.adler-pharma.at

Susana Niedan-Feichtinger

Susana Niedan-Feichtinger wurde 1953 in Buenos Aires geboren. 1956 übersiedelte die Familie nach Wien. Sie absolvierte von 1971 bis 1976 das Studium der Pharmazie an der Universität Wien. An das Studium schlossen sich das Aspirantenjahr und fünf Jahre Berufserfahrung in einer Wiener Apotheke an. 1976 heiratete sie einen Studienkollegen. Nach der Geburt von zwei Kindern begann sie sich mit Naturheilverfahren, der Homöopathie und den Blütenessenzen nach Dr. Bach, auseinander zu setzen. 1987 übernahm sie die Apotheke in Zell am See – Schüttdorf und begann sich bald darauf für die Schüßler Salze zu interessieren. Als 1992 das dritte Kind zur Welt kam, wurden die Schüßler Salze schon in Eigenerfahrung eingesetzt. 2000 gründete sie die Adler Pharma. 2001 war sie Gründungsmitglied der Gesellschaft für Biochemie nach Dr. Schüßler und Antlitzanalyse (GBA) und ist seither auch stellvertretende Vorsitzende der Gesellschaft. 2002 heiratete sie Thomas Feichtinger. Seit dem Abschluss ihrer Ausbildung 2005 ist sie außerdem Ausbilderin und Referentin der GBA, hält Ausbildungskurse für Mineralstoffberater und bildet Ausbilder im Rahmen der GBA aus.

Anfragen über Produkte aus der Biochemie nach Dr. Schüßler

Adler Apotheke
Brucker Bundesstraße 29-31
A – 5700 Zell am See, Österreich
0043/(0)6542/57382
Fax: 0043/(0)6542/573827
E-mail: adler-apotheke@schuessler-mineralstoffe.at
Homepage: www.adlerapotheke-zellamsee.at

Adler Pharma Produktion und Vertrieb GmbH
Brucker Bundesstraße 25 A
A – 5700 Zell am See, Österreich
0043/(0)6542/55044
E-mail: adler-pharma@schuessler-mineralstoffe.at
Homepage: www.schuessler-mineralstoffe.at

W

Z

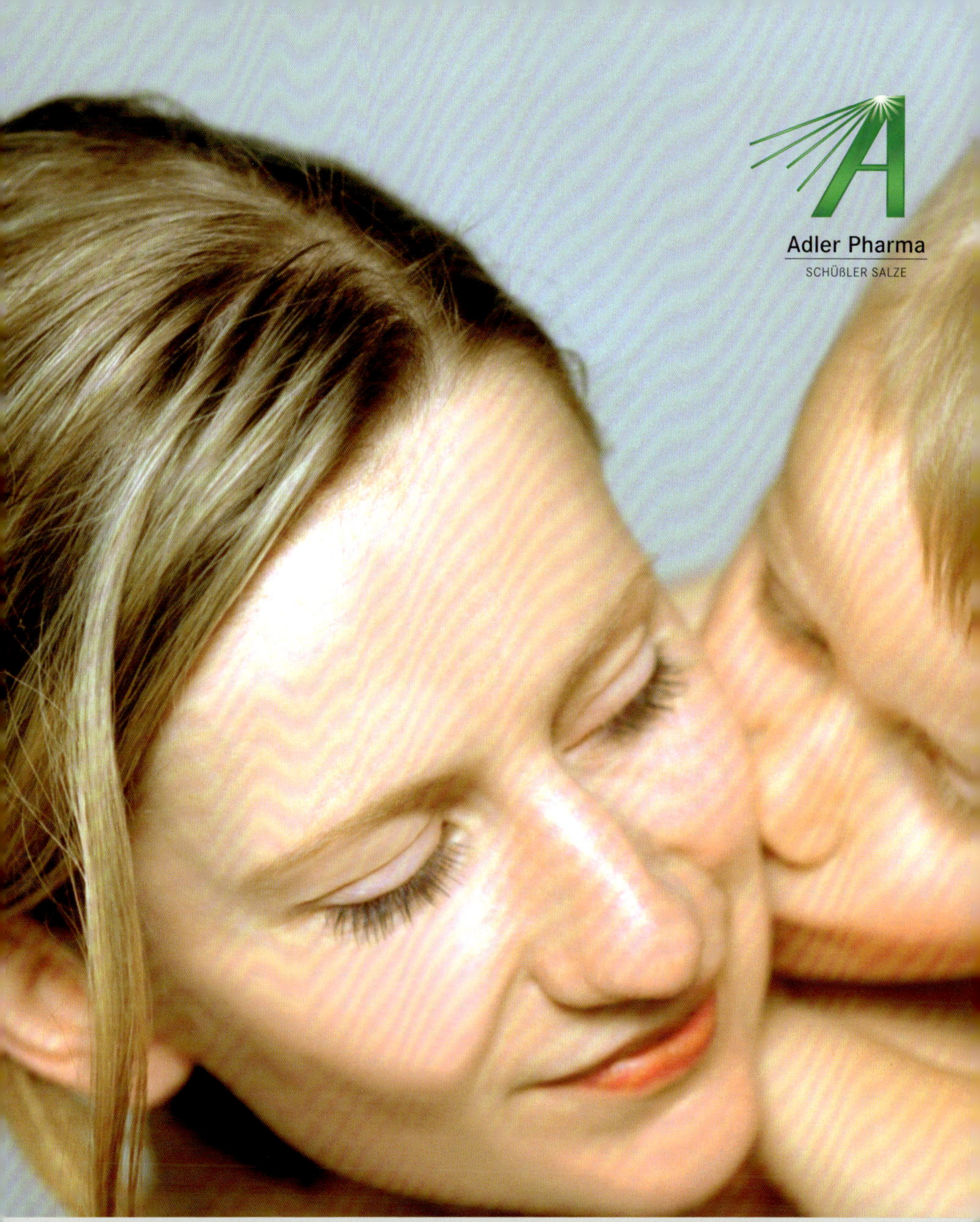
Adler Pharma
SCHÜßLER SALZE

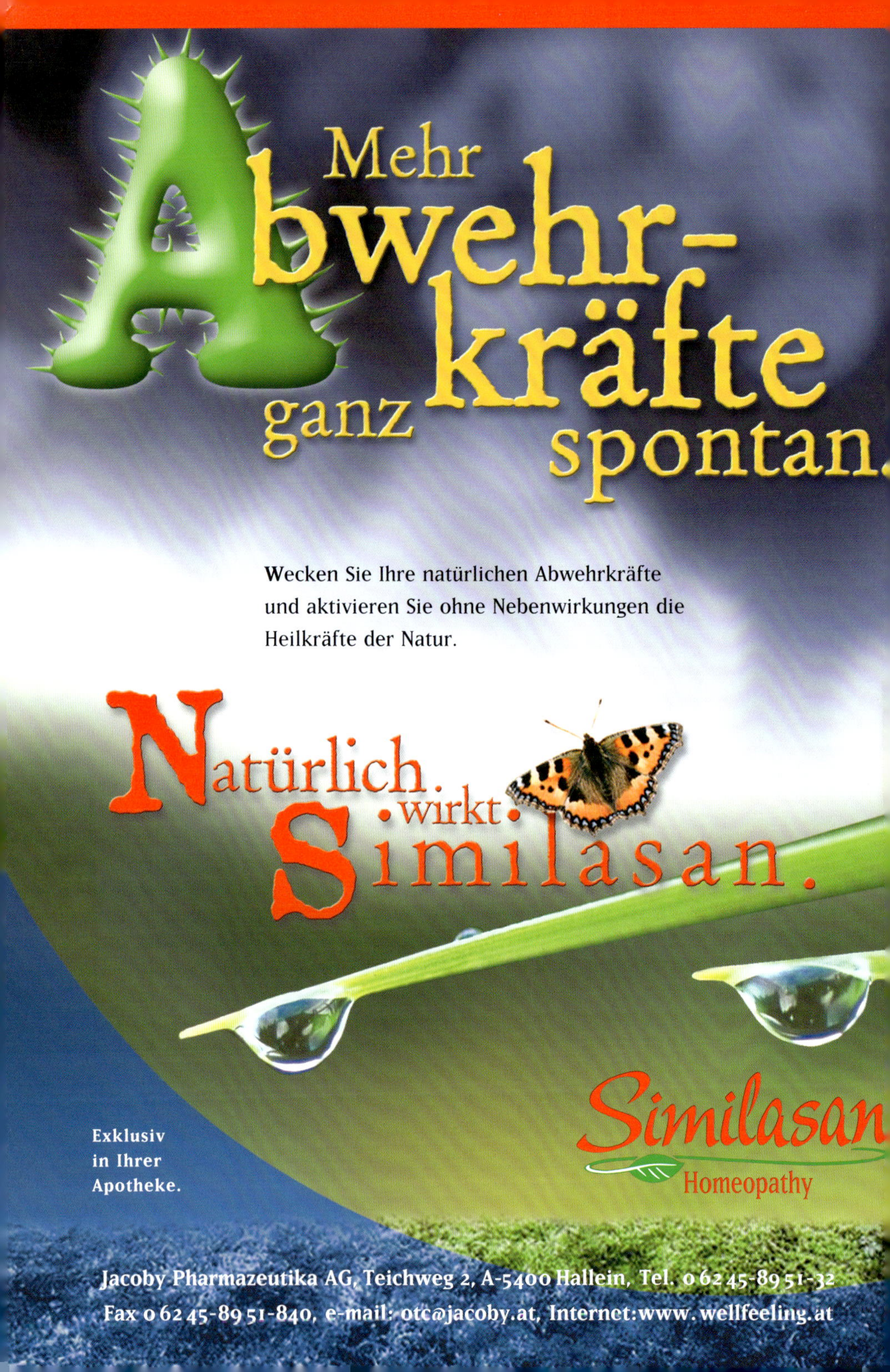
Mehr Abwehrkräfte ganz spontan.
Wecken Sie Ihre natürlichen Abwehrkräfte und aktivieren Sie ohne Nebenwirkungen die Heilkräfte der Natur.
Natürlich. wirkt. Similasan.
Exklusiv in Ihrer Apotheke.
Similasan Homeopathy
Jacoby Pharmazeutika AG, Teichweg 2, A-5400 Hallein, Tel. 0 62 45-89 51-32
Fax 0 62 45-89 51-840, e-mail: otc@jacoby.at, Internet: www.wellfeeling.at